Questions alimentaires et gastronomiques

Collection dirigée par Kilien Stengel,
ancien professionnel des secteurs alimentation et gastronomie,
enseignant et chercheur de l'université de Tours
spécialisé sur le fait culinaire et œnologique

Cette collection d'ouvrages culturels, économiques, historiques, sociologiques, anthropologiques, ou techniques, contribue aux progrès de la recherche et de la réflexion sur les cultures alimentaires et gastronomiques. Ouverte sur le monde, elle permet de mieux comprendre les rapports entre l'homme et son alimentation. Ici, il n'est pas seulement question de cuisine, on se positionne à la frontière de ce qui rapproche ou sépare l'alimentation de la gastronomie, les représentations du bon et du bien-manger, le patrimoine et l'authenticité, le terroir et les identités alimentaires. Autant d'imaginaires qui hantent nos assiettes, comme nos verres.

Dernières parutions

Aline BOUCHEZ, *Le repas dans la publicité. Une mutation sociale et marketing*, 2021.
Marilia FERNANDEZ CAZORLA-MEYER, *Migration et culture culinaire chez les femmes péruviennes en Suisse. Une identité qui mijote pour se (re)construire,* 2021.
Emmanuel STIP, *Le vin et la psychiatrie*, 2021.
Kilien STENGEL (dir.), *Identités alimentaires et héritages gastronomiques*, 2021.
Théodore GEORGOPOULOS, Aloïs KANYINDA, Emmanuelle LECLERCQ, Aurélie MELIN, Aurélie RINGEVAL-DELUZE, Ariel SÉVILLA, Yves TESSON, Benoît VERDIER (Collectif Univigne) (dir.), *La vigne et le vin. Transformation des filières et des acteurs*, 2020.
Diana CÁRDENAS, *La nutrition en médecine. Approche épistémologique, problèmes éthiques et cas cliniques*, 2020.
Marc PIETERS, *Histoires culinaires. Éloge de la gastro(a)nomie*, 2020.

À MANGER
ET À CROIRE…

5-7, rue de l'École polytechnique, 75005 Paris

www.harmattan.fr

ISBN : 978-2-343-24002-2
EAN : 9782343240022

Virginie Masdoua

À MANGER ET À CROIRE…

L'Harmattan

À Aomar mon compagnon de vie,
mon complice de tous les jours

INTRODUCTION

Une approche phénoménologique de l'acte alimentaire découvre l'agir comme étant créateur d'une identité d'un sujet. Je mange pour devenir une danseuse étoile ou un haltérophile. Les modèles alimentaires sont ici bien différents et créent une identité de mangeur.

Ainsi, nous regardons l'acteur, ce mangeur, par son identité alimentaire, qu'il décide ou qui le détermine.

L'identification alimentaire permet de le définir par sa carte de menu. Son alimentation est sa marque identitaire. Il l'exprime par une association de mots : des aliments, des plats, des menus, des organisations de journées alimentaires. Après une enquête de terrain menée en France de 2005 à 2010[1], des phrases comme : « je suis plutôt yaourt », comme si nous étions un aliment, nous éclairent sur la personne rencontrée dans notre société contemporaine en France.

Nous considérerons ici les aliments comme des médias de la mémoire et de l'identité qui transmettent des mes-

---

[1] Ce travail a été réalisé lors de notre terrain de thèse où nous avons interviewé 120 adultes âgés de 20 à 40 ans vivant en France, nous l'avons enrichi avec des données recueillies en 2020. En annexe est reproduit un tableau récapitulatif des critères sociodémographiques de notre échantillon d'interviewés : personnes touchées par la maladie de Crohn et cas témoins appariés.

sages informatifs sur les valeurs esthétiques et culturelles sociales dominantes : visuelles, odorantes, acoustiques, gustatives.

Notre sujet est l'incorporant et son incorporation identitaire.

COMMENT DÉFINIR L'IDENTITÉ ALIMENTAIRE SUCCINCTEMENT ?

Ce terme d'identité est employé entre autres par Saadi Lahlou lors d'un colloque en 2004. Il expose que l'alimentation contribue à l'édification identitaire. Elle se construit par l'incorporation des aliments, des mets, et également par l'histoire alimentaire et la socialisation.

Pour David Le Breton, le goût alimentaire, élément nodal du comportement alimentaire, inscrit l'art culinaire comme un fondement identitaire social, géographique et historique. Il souligne que « le goût qualifie la perception des saveurs avant de déborder ce domaine pour englober la préférence des objets ou une activité. La gustation du monde emprunte son vocabulaire à la tradition culinaire[2] ». La cuisine est au cœur de l'identité, culturelle et sociale, dont les valeurs peuvent être fluctuantes en fonction des situations dans un espace de temps et de lieu[3]. Notre expérience de la Covid-19 avec le confinement en France montre la réalité de cette fluctuation sur notre manière de réaliser notre approvisionnement.

---

[2] Le Breton, *La saveur du monde*, 2006, p. 330-331.
[3] *Op. cit.*, p. 342.

Entrant dans la construction de l'identité, il est nécessaire de comprendre cet acte d'incorporation. Pierre Lévy[4] dans son livre *L'intelligence collective* (1997), présente une réponse à cette question qu'est-ce qu'un acte ? Selon lui, l'identité des personnes et le lien social pourraient se construire par l'échange des connaissances. Pour concevoir l'acte alimentaire, nous empruntons la carte qu'il a tracée pour l'action. Elle est dessinée dans un cinq frontières.

1. La première frontière est comprise dans le faisable et le fait. C'est ce que nous développe Alice[5] qui prend son déjeuner sur son lieu de travail, car elle est contrainte, par un temps limité, de déjeuner à cette place. En tant que femme, il n'est pas concevable qu'elle prenne son repas avec ses collègues de travail masculins.

Cet acte alimentaire, elle le fait dans la limite de ce qui est « faisable ».

Nos premières journées de confinement en mars, avril et mai 2020 nous ont montré ces limites de faisabilité dans le cadre géographique restreint de nos courses où nous étions limités en kilomètres pour nos déplacements.

2. Dans le mécanisme précurseur de l'acte alimentaire se dessine en second la pensée de l'acteur qui oscille entre l'imaginable et l'imaginé.

---

[4] Pierre Lévy est philosophe, professeur au département hyper média de l'université Paris VIII à Saint-Denis.

[5] Alice habite le Nord de la France. Elle appartient à notre groupe témoin de bien-portants. Âgée de 28 ans, elle est secrétaire à Amiens et vit en concubinage.

3. Intervient comme troisième cadre l'aspect technique avec ce qu'il est donc possible de réaliser. Les étudiants qui vivent dans un studio où ils n'ont pas d'équipement pour cuisiner dînent frugalement. Cependant Florence[6], elle, se réchauffait les plats préparés par sa mère.

> *« J'avais un petit studio avec une petite douche, des toilettes, 14 m2. À l'intérieur un petit coin cuisine avec des plaques et un petit frigo. [...] Oui [...] C'était surtout des plats cuisinés qu'elle me faisait, des plats en sauce. »*

4. D'après Pierre Lévy, la science se trouve aux origines de la technique (alimentaire) avec ses limites du possible et de l'impossible. Le quatrième cadre est posé par la science. Des personnes interviewées, suivies par un diététicien nutritionniste durant leur hospitalisation pour une contamination par la Covid-19 montrent qu'ils sont moins fatigués et retrouvent l'appétit plus rapidement grâce à la science nutritionnelle qui permet de proposer au patient une complémentation alimentaire (nutrition entérale et/ou suppléments nutritionnels) accélérant le processus de renforcement et le retour à la santé.

5. Enfin, à la base, la 5e frontière est l'équipement culturel. Il ouvre à l'humain l'espace de l'inimaginable et de l'imaginable entre autres.

Pouvons-nous expliquer ce qui est inimaginable dans une culture ? Par définition nous n'en savons rien et ne pouvons donc l'écrire. Tout dépend en fait de notre position dans le temps. L'inimaginable qui se situe dans le temps présent, nous ne pouvons le décrire. Par contre, à la

---

[6] Florence est étudiante en master 2 de sciences sociales à Toulouse. Elle est âgée de 24 ans et appartient à notre groupe témoin de bien-portants.

lecture du passé historique, il nous paraît que l'inimaginable pour l'homme a existé.

Pour l'équipement culturel, nous notons le petit-déjeuner qu'Éloi[7], né à Mayotte, adapte aux différentes époques de sa vie. Quand il est en classe primaire, c'est une marmite d'eau avec du lait concentré qui constitue sa collation matinale. Puis au collège *« le petit-déjeuner avait changé, c'était du lait ou des fois rien, car chez nous "ce n'est pas dans la cuisine" de faire un petit-déjeuner »*. Le mot coutume ou rituel est alors remplacé par cuisine et montre ainsi que le petit-déjeuner ne constitue pas une coutume à Mayotte. Il surenchérit et conclut en précisant que *« la coutume serait plutôt de manger comme on veut au moment où l'on veut. On mange quand on a faim. »* Il mange quand il veut ? Ce n'est pas le cas dans la réalité quotidienne avec les emplois du temps imposés. Nous voyons dans l'explication d'Éloi sa vision culturelle qui cadre ses petits-déjeuners. Cependant sur un plan plus global à Mayotte, en février 2020, la secrétaire d'État du ministre des Solidarités et de la Santé, avait débloqué une enveloppe de 750 000 € afin de développer le petit-déjeuner pour tous les enfants scolarisés, car beaucoup d'entre eux arrivaient le ventre vide[8].

Selon Pierre Levy, l'identité des personnes et le lien social se construisent par l'échange des connaissances. Si nous schématisons, dans l'alimentation contemporaine se dégagent des aspects culturels négatifs, les risques alimentaires, et à l'opposé d'autres positifs, les alimentations

---

[7]Éloi a 22 ans, est étudiant en 4e année de médecine, il cohabite dans un appartement à Amiens avec son petit frère. Sa mère vit sur l'île de la Réunion.
[8] https://lejournaldemayotte.yt/2020/02/05/32-eleves-en-maternelle-en-metropole-il-y-a-des-classes-pareilles-vous-savez/ consulté le 22.08.2020

saines : méditerranéennes, les alimentations avec les aliments issus de l'agriculture biologique, le végétarisme. Aujourd'hui naissent des peurs alimentaires, voire des maladies nutritionnelles chez l'homme « normal ».

Et si nous lisons ou écoutons des discours sociétaux sur l'alimentation santé en France contemporaine émanant des différents acteurs médicaux, scientifiques, des politiques, des institutions gouvernementales et non gouvernementales ou d'une population, nous découvrons la polysémie de l'alimentation saine.

Les dires évoluent dans le temps et génèrent une norme sociale qui tourne autour des thèmes comme l'équilibre ou encore la diversité alimentaire. À l'inverse, nous comprenons que le déséquilibre et la restriction alimentaire sont susceptibles de conduire l'homme à des maladies dont l'étiologie serait dans ses actes alimentaires restrictifs, donc déséquilibrés.

Cette idée « d'alimentation saine » est soutenue par des mythes : celui de la jeunesse éternelle, celui du surhomme performant, celui de l'harmonie sociale et enfin celui de la pureté[9].

Les différents sens donnés à l'alimentation saine vont créer une dynamique chez des sujets, composant ainsi une pluralité d'identités diététiques. Il est cependant intéressant de distinguer les croyances, les désirs, de l'intentionnalité et de la volonté des sujets qui sont moteurs de ses actes[10]. Pour illustrer, nous prendrons l'exemple d'un homme désirant maigrir. Il croit que s'il pratique une activité physique régulière, il perdra du poids.

---

[9] Virginie Masdoua, *Alimentation saine faire son choix*, L'Harmattan, 2018.
[10] Gérard Reach, *Pourquoi se soigne-t-on ?* Le bord de l'eau, 2007.

Ainsi, il va s'inscrire dans une salle de sport parce que son désir est de maigrir.

Cet homme souhaite se rapprocher des valeurs esthétiques sociales contemporaines dans un principe de désirabilité au sein de la société. Il peut évoluer aussi vers l'invention d'un corps pour soi, en adoptant d'autres normes esthétiques. Il se compose alors diverses identités alimentaires et activités physiques pour construire son corps. Il peut opter pour un corps se soumettant au régime par l'activité physique ou s'imposer de suivre un modèle alimentaire ou encore combiner les deux.

À partir du moment où les personnes prêtent une attention à leur santé, elles vont s'approprier les informations sur « l'alimentation saine ou malsaine ». L'âge ou la probabilité de développer une maladie familiale renforce la sensibilité de ces personnes à leur potentielle santé. Elles vont suivre dans le cadre de la socialisation primaire les recommandations alimentaires de leurs aînés ou de leurs proches. C'est leur propre histoire de vie qui influence leur mode alimentaire et la dimension importante ou réduite qu'elles accordent à leur corps. Les pratiques alimentaires sont des techniques de soin du corps. La pratique d'une « alimentation saine » se situe sur un continuum qui débute au niveau préventif, passe par une phase curative et aboutit à un stade palliatif lors de la fin de vie.

À partir de l'histoire de vie de notre population interviewée, nous avons reconstitué une carte des savoirs alimentaires de chacun. Nous avons analysé leurs discours pour extraire leurs représentations sur « l'alimentation saine », voire leur représentation et conception de la santé ainsi que de leurs soins corporels.

L'incorporation est vue comme une expression corporelle et manger sert à construire le corps biosocioculturel de l'être[11].

Nous empruntons cet éclairage de l'intentionnalité aux philosophes, dont Michel Onfray (1989, p. 149) pour qui : « Le régime alimentaire relève également d'une volonté de produire son corps, de désirer sa chair ». Il s'inscrit cependant dans une société contemporaine où la santé est érigée en valeur primordiale, d'où une vision se focalisant sur des maladies alimentaires ou sur des risques alimentaires chez l'homme « normal ».

---

[11] Virginie Masdoua, *Nourrir nos identités, manger c'est vivre, exister, expérimenter*, L'Harmattan, 2019.

1. Les maladies alimentaires (ou nutritionnelles) de l'homme « normal » vivant en France

1.1. Normes sociales corporelles liées aux normes sociales alimentaires en France

Au travers des nouvelles technologies de l'information, et plus particulièrement le Web2, Internet, miroir de notre société contemporaine, nous surfons sur les sites internet et regardons les représentations des normes corporelles liées aux représentations alimentaires. Nous menons notre recherche sur les représentations sociales corporelles avec comme porte d'entrée l'IMC[12], mesure anthropométrique de la corpulence. L'IMC est repris largement sur l'ensemble des sites féminins et masculins repérés comme étant les plus populaires en France sur la santé par l'alimentation.

La sélection des sites sur Internet que nous réalisons est fonction de leur audience. À partir de la liste des sites les plus vus en France, nous avons affiné notre recherche en relevant ceux traitant la thématique de l'alimentation saine. Les mesures d'audience des sites sur Internet peu-

[12] IMC : Indice de masse corporelle. L'IMC ou le BMI c'est le poids en kg/T(cm) au carré.

vent être classées par genre (masculin, féminin), par classe d'âge (18-38 ans), et par thématique (site de consommation, site de cuisine, site sur la santé). Nous avons ainsi sélectionné les informateurs principaux sur le Web2 traitant de notre sujet : « l'alimentation saine ».

1.1.1. Qu'est-ce que l'IMC ? Une norme corporelle et alimentaire connue

L'IMC nous entraîne d'emblée vers la lecture d'un ordre corporel lié à un statut du corps en rapport avec un modèle alimentaire. La définition que nous avons retenue est celle de l'OMS en Europe[13].

Si nous prenons la définition datée de 2008, elle montre ce lien entre la corpulence et l'alimentation :

IMC Statut nutritionnel
En dessous 18,5 sous-poids
18,5 – 24,9 Normal
25,0 - 29,9 **Pré-obèse**
30,0 - 39,9 Obèse
40 Très obèse

Sur le site de l'OMS en Europe daté du 1er avril 2020 le lien est encore saillant sur le statut nutritionnel pour catégoriser les personnes adultes, mais le terme de pré-obèse est remplacé par surpoids.

Pour l'adulte, l'OMS définit le surpoids et l'obésité comme suit : il y a surpoids quand l'IMC est égal ou supérieur à 25 et il y a obésité quand l'IMC est égal ou supérieur à 30.

---

[13] http : www.euro.who.int/nutrition. Consulté en janvier 2008.

L'IMC est la mesure la plus utile du surpoids et de l'obésité dans une population, car chez l'adulte, l'échelle est la même, quel que soit le sexe ou l'âge du sujet. Elle donne toutefois une indication approximative, car elle ne correspond pas forcément au même degré d'adiposité d'un individu à l'autre.

Il existe une corrélation explicite entre l'évaluation d'un état nutritionnel et les mesures anthropométriques que sont le poids et la taille. Ces qualifications sont ainsi une représentation du corps dont l'IMC caractérise un « sous-poids » ou un statut de « pré-obèse », voire de surpoids. Nous voyons cependant aujourd'hui une évolution de la dénomination de l'IMC où le statut de surpoids, moins stigmatisant, a remplacé le terme « pré-obèse ».

Retour dans le passé où l'IMC a glissé d'un critère médical vers un marqueur corporel esthétique.

Quel sens est donné à l'IMC sur les sites les plus visités, par les femmes adultes de 18 à 38 ans vivant en France dans les années 2010 ?

Nous approchons sur ces sites le cadre proposé aux femmes pour calculer leur IMC.

À partir des mots-clés associés à l'IMC, sur les 10 sites féminins les plus visités par les femmes adultes vivant en France, dans les années 2010, nous retrouvons deux concepts majeurs : l'esthétique et l'obésité.

Nous établissons une liste de mots-clés, en amont et en aval du terme IMC. Puis à partir de ce corpus, une analyse sémantique est constituée, deux profils essentiels se dégagent à partir des thèmes que sont l'esthétique et l'obésité. L'IMC bâtit une image corporelle esthétique chez la femme. Ensuite, les représentations mises en place autour de l'IMC tendent à combattre les obésités chez la femme et gèrent la corpulence.

1. L'esthétique : le bilan de votre silhouette – Le Poids idéal. L'approche de cet indice accroche l'internaute féminine. Elle sculpte sa silhouette en cherchant à peser un poids impossible dans le réel, car il est dit « idéal ».

« *Vous pouvez malgré tout vous composer un Programme Minceur pour entretenir votre forme et assurer votre ligne !* » Dans tous les cas, le régime alimentaire proposé va permettre aux femmes d'assurer cette apparence imaginaire « de ligne ». Il existe par là un conditionnement mental sur le physique des femmes et l'alimentation à adapter pour ce faire. Un carcan moral et immatériel va continuer à s'imposer aux femmes sur lesquelles s'exerce une pression esthétique sociale, nous explique Annie Hubert[14] depuis le début des années 2000.

« Indice de forme – **Minceur** – trop gros, trop **maigre** – Mode de vie pour maintenir son IMC – Problèmes de **poids** – **tour de taille** – Recherche menu pour **perdre rondeurs –** Indice de **condition physique** – Kilos = bobos – **Maigrir** pour la vie – Perdre du **poids** – **Perdre** 5 kg/mois – **Stop aux kilos** » sont les verbatims recueillis.

Le deuxième thème émergeant de notre analyse de l'univers relié à l'IMC est l'obésité.

2. L'obésité : l'évaluation de votre corpulence et des risques éventuels sur votre santé. Le problème est posé, l'IMC est un signe traduisant des risques pour la santé corporelle. L'obésité est vue comme une maladie.

---

[14] Christiane Galus, *Le Monde* du 22 novembre 2003, interview de l'anthropologue Annie Hubert.

« Le *look* est une chose la santé en est une autre – Mode de vie pour maintenir son IMC. »

« Votre poids est idéal », mais s'il est dans l'idée comment peut-il exister dans le réel ?

– « **Obésité** – Votre poids et vous – Votre poids est normal » – « mangez équilibré – Problème d'**obésité** – **Obésité** comment s'en sortir ? – tour de taille – Vérifiez que vous n'êtes pas en surpoids – médicament de l'**obèse** – Courbes de corpulence – Testez vos connaissances sur l'équilibre alimentaire – imposer des régimes fait plus de mal – restriction cognitive – Dépistage et prévention de l'**obésité** – Découvrez l'équilibre alimentaire. Goûter idéal – Prise de poids et risques – **Obésité** de maman = danger – **Obésité** et surpoids. **Obésités** des enfants se stabilisent. »

Il apparaît un risque mesuré par l'IMC déterminant un statut à vérifier. L'IMC permet de contrôler que vous n'êtes pas en surpoids. Cet IMC va signifier non plus un risque, mais un danger. La peur alimentaire de devenir obèse émerge.

Les deux idées majeures qui se dégagent autour de cet indice anthropométrique sont :

Premièrement, l'esthétique, car l'IMC entre dans le cadre d'une représentation de la beauté et d'une construction du comportement alimentaire pour atteindre cette figure idéale. Le jugement de votre poids est donné après le calcul de votre IMC : « votre poids est idéal » et s'il ne l'était pas il faudrait se mettre au régime. Deuxièmement, l'IMC permet de mesurer un statut nutritionnel pour diagnostiquer une maladie : l'obésité.

L'IMC, norme médicale, glissait ainsi en tout premier plan sur des sites populaires d'Internet, vers une norme esthétique sociale dominante.

Une étude plus approfondie du site « Aufeminin.com » nous portait à penser que la minceur est un choix, voire un vœu féminin.

Dans la rubrique et sous-rubrique « Minceur », si vous avez un IMC « normal », « Aufeminin.com » expliquait aux femmes comment conserver la ligne et rester mince après les écarts alimentaires des fêtes de fin d'année.

Une recherche effectuée en janvier 2008 montrait que, durant cette période, il était socialement recommandé de retrouver une corpulence « mince ».

Le site indiquait :

« Vous n'avez pas besoin de faire un régime, mais vous pouvez malgré tout vous composer un Programme Minceur pour entretenir votre forme et assurer votre ligne ! »

Sous prétexte de repas festifs, « Aufeminin.com » proposait d'intégrer le club minceur pour découvrir : « Mes plans minceur post-fêtes ». Le service n'était pas payant, mais les solutions proposées passaient par l'achat d'aliments conseillés (le poisson plutôt que la viande). Nous sommes encore dans l'omniprésence des recommandations de minceur corporelle chez la femme, celles qu'Annie Hubert a dénoncées en France en 2003 comme étant « la dictature de la minceur » dans un colloque intitulé « Corps de femmes sous influence[15] ».

Pour confirmer cette idée, un autre site, cette fois plus spécifique sur la thématique de la santé : « Doctissimo.fr » vous invitait par son onglet nutrition sous la rubrique « Obésité », à découvrir votre IMC. S'il se situait dans la catégorie « normal », il vous conseillait sur votre mode de

---

[15] Symposium Observatoire du CNIEL et de l'Harmonie alimentaire en décembre 2003.

vie pour maintenir votre IMC dans cette fourchette de la normalité.

« Doctissimo.fr » était par ailleurs un site parcouru par les femmes comme par les hommes.

L'IMC devint un indicateur social de corpulence qui signait une réussite corporelle avec un statut nutritionnel « normal », pour reprendre le terme de l'OMS. Il exprimait une liaison directe avec un régime alimentaire.

La difficulté étant de situer si le problème de poids mis à jour avec l'IMC est lié à l'esthétique ou réellement à la santé. Sur cette distinction entre problème esthétique et ennuis de santé, « Doctissimo.fr » ne livrait pas de renseignements.

Dans toutes ces situations proposées sur les sites féminins, nous voyons pointer la question du lien entre la beauté et la santé. La santé de la femme passe-t-elle obligatoirement par une apparence de beauté, une silhouette esthétique mince ?

Il y a une question d'obésité, certes, mais un problème d'image corporelle de « l'humain idéalisé » vient s'y greffer et se lit dans la diabolisation de l'obésité, voire des rondeurs, car en 2008, le surpoids était nommé état « pré-obèse ». Il annonçait l'arrivée d'une maladie.

Des études nord-américaines montraient que les personnes se retrouvant dans l'intervalle de l'excès de poids ou de l'obésité présentaient un risque accru d'image corporelle négative (Sarwer *et al.,* 1998[16]) ; l'insatisfaction à cet égard semblait néanmoins indépendante du poids cor-

---

[16] Cité par le site canadien pour la santé dans la rubrique « Aliments et Nutrition », paragraphe sur les recherches sur l'image corporelle et le poids, disponible sur : http://www.hc-sc.gc.ca/fn-an/nutrition/weights-poids/guide-ld-adult/why_review_healthy_weights-faut_il_reviser_lignes_directrices-02-fra.php

porel réel (Sarwer *et al.*, 1998 ; Foster *et al.*, 1997[17]). Un ouvrage sur la sociologie de l'obésité écrit par Jean Pierre Poulain en 2009 a confirmé l'impact de cette image corporelle imaginaire et réellement négative sur les personnes obèses.

« Doctissimo.fr » joue donc sur le tableau de la santé et de la beauté à la fois, et l'appréciation de la corpulence corporelle par l'IMC rejoint une préoccupation esthétique corporelle. En effet, « si vous souffrez de problèmes de poids ou d'obésité », vous êtes envoyés par une proposition de « Doctissimo.fr » vers un forum de discussion « Nutrition ». Nous pointons ici dans ce forum le terme de « souffrance » pour ces personnes.

Nous lisons dans ce contexte que le poids est jugé problématique et n'est pas toujours justifié par un IMC supérieur à un statut nutritionnel dit « normal[18] ». L'IMC devient un indicateur esthétique pour se situer dans une échelle d'apparence plus que de corpulence. Ce carcan moral esthétique ferait ainsi peser sur les femmes une maladie imaginaire, celle d'être trop grosse, car non conforme aux valeurs esthétiques inatteignables.

Les premiers sujets de discussion de ce forum Nutrition sont évocateurs d'une recherche de silhouette mince et se dénudant pour la plage, mais pas nécessairement d'un réel problème de surpoids, voire d'obésité[19].

Nous lisons ainsi les titres des messages sur ce forum :

1. Le nouveau programme minceur Oenobioldiet
2. Régime protéine : – 5 kg avant la plage

---

[17] *Idem* ci-dessus.

[18] Nous rappelons qu'en 2008 l'OMS met face à l'IMC un statut nutritionnel (sous-poids_ normal_ pré-obèse_obèse_très obèse). Auparavant en 1998 la World Health Organisation présentait l'IMC comme un indice de risque.

[19] Consulté sur « Doctissimo.fr » en janvier 2008.

3. À fond pour perdre 20 kg
4. Ensemble pour perdre nos kilos…
5. 2008, ma réussite, mes kilos en fuite
6. La Bodega des régimeuses
7. Quel a été votre déclic pour maigrir ?
8. Problème de poids. impasse
9. Motivée, motivées. Objectif fin 2008 : 87 kg ?

Quelles que soient les motivations, il apparaît difficile de distinguer les réelles demandes de santé, qui se noient parmi les requêtes esthétiques. Et si la santé se confondait avec l'esthétique ? Pour être en bonne santé, il faudrait être ou plutôt paraître belle, c'est-à-dire mince, pour se conformer aux nouvelles normes sociales ?

Poursuivant notre enquête dans le miroir d'Internet, le site que nous visitons pour suivre le sens de l'IMC chez les hommes est « Doctissimo.fr. » Il est un des rares sites où nous avons trouvé des conseils qui leur sont destinés pour l'alimentation santé. Nous cliquons dans la rubrique Nutrition et suivons les informations à l'attention des hommes.

De notre lecture, nous comprenons que, sur « Doctissimo.fr[20] », pour les hommes « l'alimentation est la première médecine ».

Cela passe par la variété alimentaire et les produits *light*. La silhouette mince de l'homme (comme chez les femmes) est prônée et devient un modèle imaginaire, mais désiré pour les hommes dans les années 2010.

Louis Asana, rédacteur de la note sur « mes courses régime » nous présente, entre autres, les fruits et les légumes légers à acheter. Il conseille, si les hommes suivent un ré-

[20] D'après *Bonnes courses !* Écrit par Louis Asana dans un article, mis à jour le 24 avril 2009 et consulté le 26.08.2009 sur « Doctissimo.fr ».

gime, de se prémunir contre les petits creux probables de 11 heures et de 16 heures, et de prévoir dans les courses « de quoi faire une collation le matin et l'après-midi : biscuits allégés, clémentines et pommes, par exemple ». Cette tendance à suivre un régime minceur est une idée encouragée par les femmes. En effet, sur « Aufeminin.com », il est conseillé de faire maigrir son homme en partageant ses conseils minceur[21].

Ainsi, nous retrouvons la même problématique chez les hommes que chez les femmes, à savoir la surveillance de leur poids. Les hommes doivent aussi se sentir bien dans leur corps et répondre à la question : « Êtes-vous bien dans vos kilos ? ».

Ce voyage dans les années 2010 nous incite à regarder l'évolution de la signification de l'IMC dans les sites pour femmes et pour hommes aujourd'hui.

Quel sens est donc donné à l'IMC sur les sites les plus visités par les femmes adultes de 18 à 38 ans vivant en France en 2020 ?

Voici ce que nous lisons aujourd'hui en 2020 sur ces sites au sujet de l'IMC : nous parcourons le site d'aufeminin.com :

La tendance se confirme. Nous comprenons que l'IMC a deux utilisations ; l'une est esthétique et l'autre médicale chez les femmes. L'IMC est en lien soit avec la minceur soit avec l'obésité. Pour la minceur c'est 7 dossiers et pour l'obésité seulement 4. Sur la minceur, c'est toujours la recherche du poids idéal afin d'être la plus belle en Europe. Pour l'obésité ? Il faut lutter contre, perdre du poids que l'on soit en surpoids ou obèse. Des médicaments

---

[21] http://www.Aufeminin.com/top-regime-homme.html, consulté le 26.08.2009.

seraient efficaces... La perception des valeurs sur l'esthétique des femmes en France est 10 ans plus tard identique. À celle d'un corps mince s'ajoute celle d'un corps bronzé : « bronzez le matin pour maigrir » nous apprend aufeminin.com.

Sur le site de doctissimo :

L'IMC est défini de manière médicale en reprenant les données actuelles de l'OMS.

Si nous suivons la rubrique nutrition, elle s'ouvre à nous vers de multiples choix :

La première approche est celle des aliments à calories négatives où l'argumentation veut nous emmener sur la croyance qu'un type d'aliment nous ferait maigrir. Simplement le fait que sa digestion, en théorie, devrait nous faire dépenser plus d'énergie que l'aliment nous en apporterait. Ainsi, nous réussirons à maigrir si nous l'incorporons. Si certains ouvrages nous disaient que manger cet aliment fait grossir, cette remarque prend l'hypothèse inverse en concluant dans l'article qu'en fait rien n'est démontré scientifiquement[22]. Ce qui revient à dire que c'est une simple hypothèse.

Pour enchaîner sur ce lien, nous arrivons alors sur les desserts de l'été pauvres en calories, pour garder la ligne et rentrer dans notre bikini est-il précisé. Le bikini peut ainsi montrer notre soumission corporelle aux diktats des desserts pauvres en calories. Pour continuer, nous suivons la fenêtre : comment alléger vos menus d'été avec des apéritifs peu caloriques ou des pique-niques[23] ? L'idée d'alléger

---

[22] https://www.doctissimo.fr/nutrition/diaporamas/aliments-calories-negatives consulté le 31 juillet 2020.
[23] https://www.doctissimo.fr/nutrition/equilibre-alimentaire/bien-manger-l-ete/alleger-menus-ete, consulté le 20 juillet 2020.

son corps pour correspondre à l'esthétique sociale ressort ici encore de manière saillante.

Puis, conduit par le mot IMC, surgit un listing impressionnant de régimes. Il s'agit de régimes hyperprotéinés avec des liens pour acheter des protéines de substitution, régimes hypocaloriques qui débutent à 800 Kcal/jour avec des détails de menus rédigés par une diététicienne, des régimes dissociés présentés comme inefficaces, des régimes d'exclusion qui sont plutôt décriés, avec leurs inconvénients exposés. Enfin la chrono-nutrition est développée, car elle rencontre les faveurs de doctissimo avec des arguments reprenant le vieil adage : « *petit-déjeuner de roi, déjeuner de prince et dîner de pauvre* ». Elle est pratiquée par des médecins dans des cliniques parisiennes privées, révélant un aspect commercial, mais avec la sécurité de la médecine pour crédibiliser ce régime.

Cependant le programme minceur WW, soit Weight Watchers, apparaît comme le plus mis en avant. Un témoignage sur une vidéo affirme la réussite de ce régime, où la motivation est soutenue par un groupe. Le résultat est là, et les animatrices veillent sur la perte du poids. Les femmes sont satisfaites, car elles mangent de tout, y compris du pain d'épices et du chocolat. Hormis une critique du Dr J.-M. Cohen sur le fait qu'il n'y ait pas de conseils pour les personnes qualifiées de petits mangeurs ou celles touchées par un trouble du comportement alimentaire, soit des extrêmes, le régime semble efficace pour une grande partie des femmes.

Depuis, les régimes pour maigrir se sont encore multipliés. La pression sociale, ce corset immatériel, méfait du modèle de minceur, voire de maigreur, prôné par les canons esthétiques de la mode actuelle, s'exerce toujours sur une partie de la population féminine. Pour ressembler aux modèles longilignes présentés dans les magazines féminins, et qui restent un idéal à reproduire, de nombreuses jeunes femmes, des adolescentes, voire des petites filles, se privent de nourriture. Elles ajoutent à cela le gainage pour les fesses, les bras, leur corps[24]. Auparavant les femmes portaient une gaine, dorénavant, en plus des régimes pour maigrir et mincir, elles font du gainage.

Est-ce que les hommes sont aussi sollicités en 2020 que les femmes ? Quels sont les parcours alimentaires proposés aux hommes ? En suivant comme guide l'IMC, la page est commune aux femmes.

Un titre accrocheur rédigé au printemps 2018 nous en livre plus long sur les conseils alimentaires destinés aux hommes.

En 3 mois, il perd 20 kg et se muscle incroyablement : « Ce jeune homme, de 24 ans, a transformé son corps en 3 mois. Il a perdu 20 kg et s'est musclé de façon spectaculaire en faisant du sport très régulièrement et en adoptant un régime alimentaire plus sain. » La pression sur les hommes est faible, car seulement un article les interpelle, sur vingt écrits pour les femmes. Nous relisons un article du printemps 2017 où il nous est expliqué comment optimiser ses entraînements pour perdre du poids. Ce conseil est donné au préalable par un coach minceur qui prend la parole, mais n'est pas traité ici une réelle problématique de santé en lien avec l'obésité.

---

[24] https://www.femmeactuelle.fr/sante/forme/fessiers-bras-abdos-7-exercices-de-gainage-pour-sculpter-son-corps-2085364?fbclid=IwAR3W5QpUq5YqAr8N_jrC01CJznL5D1axOz3ayaBnxB4_NTFFlo6w_pK-oHw consulté le 20.07.2020.

L'activité physique est reliée à la fréquence cardiaque, et selon la personne, quelle serait l'activité physique à proposer ? Le but recherché est la perte de poids. Selon l'intensité de l'activité, cela va permettre de perdre plus ou moins de calories. Pour une personne en surpoids, il est préférable de choisir comme activité sportive : le vélo ou la natation, afin de ne pas exercer de contraintes sur les articulations, les muscles, et de ne pas se blesser.

Nous constatons les mêmes utilisations de l'IMC qu'en 2010. Cet indice anthropométrique dérive de son utilisation médicale vers une utilisation sociale à des fins esthétiques.

1.1.2. L'expression corporelle des femmes

Les sites que nous avons visités pour appréhender l'expression corporelle des femmes sont extraits de notre sélection des sites les plus populaires, réalisée par Mindshare[25] en 2007 sur la thématique alimentation santé. Elle permet d'analyser la vision prônée par les médias sur l'alimentation chez les femmes adultes vivant en France de 2006 à 2010. Nous avons ensuite constaté sur ces mêmes sites 10 ans plus tard que la tyrannie de la minceur était encore présente.

Souhaitant aller plus loin dans cette vision de fabriquer un corps mince nous avons recherché les croyances alimentaires sous-tendues pour comprendre les moteurs de ces actes alimentaires.

---

[25] Mindshare est une société mondiale de services de médias et de marketing créée en 1997. En tant que l'une des plus grandes agences de médias au monde, Mindshare est responsable d'une grande majorité des campagnes marketing mondiales de GroupM/WPP.

Travaillant sur le site « Aufeminim.com », nous avons relevé cet aliment magique, nouveauté dès 2007, le *Bust up gum*.

Ce chewing-gum est destiné aux femmes qui souhaitent se sculpter un corps sain de femme avec des seins. Cet attribut féminin a une valeur esthétique élevée et continue aujourd'hui d'exercer son attrait. La multiplication des soutiens-gorge renforcés dans les boutiques de lingerie féminine témoigne de l'importance des seins, qui sont un atout esthétique quand ils sont de forte taille et rebondis.

Voici quelques extraits du site montrant les avantages de ce chewing-gum avec ses effets sur le corps et plus particulièrement sur le gonflement de la poitrine des femmes :

> « Bust up gum est un chewing-gum révolutionnaire qui peut vous aider à augmenter la taille de vos seins, embellir leur forme et maintenir vos seins durablement. Il s'est avéré être un succès au Japon. »

> « Le Bust up gum est composé principalement de *pueraria mirifica*, une plante qui contient essentiellement des phytoestrogènes et qui ont pour effet l'augmentation des hormones féminines : la taille de vos seins se retrouve ainsi augmentée de 80 % à 90 % selon les femmes et cela sans chirurgie esthétique. »

Les ingrédients sont :

> « Multitol, extraits thai de racines de Kudzu (*pueraria mirifica*), amidon, xylitol, aspartame, gumbase, tragacanthe, arôme végétal de fraise, lustrant gluc. »

Cent grammes apportent 180 kcal. Pour 1 pilule bust up gum: 5,5 mg d'extraits de racines de Kudzu.

« À maintenir dans un endroit sec et frais et tenir hors de portée des enfants. »

Pour ceux qui ne savent pas ce qu'est le *pueraria mirifica* il vous suffit de regarder la photo ci-dessous pour imaginer ce que vous voulez :

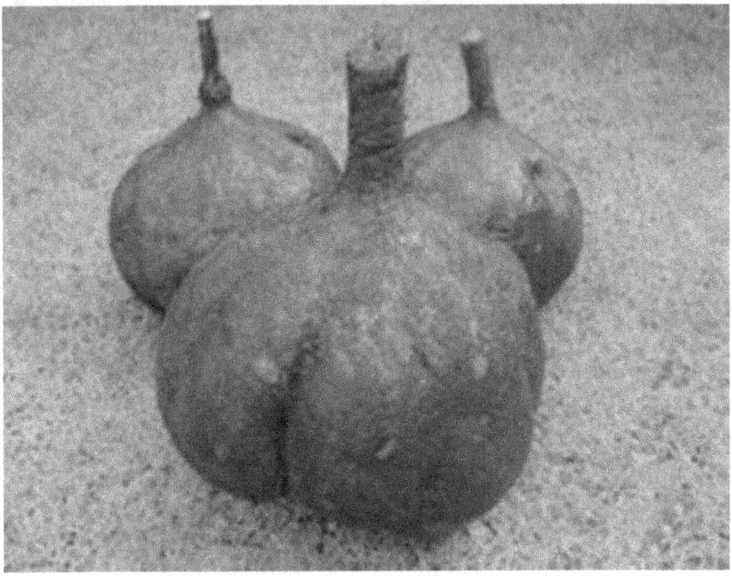

Il est sans doute préférable de tenir hors de portée des enfants ce *pueraria*, car aucune étude n'a été réalisée auprès de cette population. Cette annonce renforce ici l'aspect d'un « médicaliment » pour ce chewing-gum. Elle utilise un vocabulaire médicalisé et/ou pharmaceutique avec une liste d'ingrédients comprenant des noms latins. Cet argumentaire surfe sur les désirs d'apparence corporelle des femmes et alimente ainsi un univers de croyance sur les pouvoirs magiques de nos aliments.

En image il est aussi intéressant de deviner les effets de ce bust up qui signifie « buste debout » littéralement. Les mots appuient les images montrées et inversement. Bien que cela ne soit pas si évident à voir sur les photos :

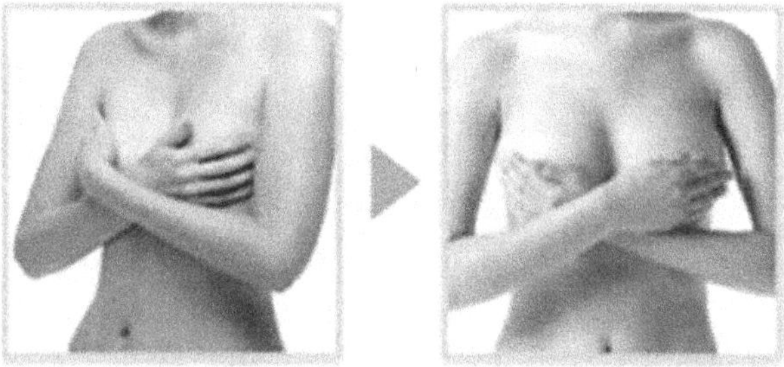

Nous suivons les conseils posologiques comme s'il s'agissait d'un médicament :

> « Il est conseillé de prendre 3 à 4 chewing-gums par jour et dans des prises régulières, sans dépasser 4 chewing-gums par jour. Vous devriez de cette manière retrouver une poitrine augmentée de 100 % de son volume initial au bout de six mois de traitement maximum ».

La promesse d'une poitrine plantureuse est écrite. L'esthétique féminine prônée est explicite.

> « Vos seins seront bien remplis et surtout bien fermes et bien relevés vers le haut. Vous pourrez alors cesser le traitement en diminuant les prises de 1 à 2 chewing-gums Bust up gum par jour pour garder votre poitrine de rêve. »

Nous sommes en présence d'une représentation valorisée d'une partie du corps féminin avec un chewing-gum doté d'un pouvoir magique.

Ce qui est important, c'est aussi la durabilité du changement parce que dans la promesse faite, le rêve deviendrait une réalité définitive.

Cette réaction de grossissement des seins est démontrée par la grosse bulle réalisée par les jeunes femmes photographiées ci-après.

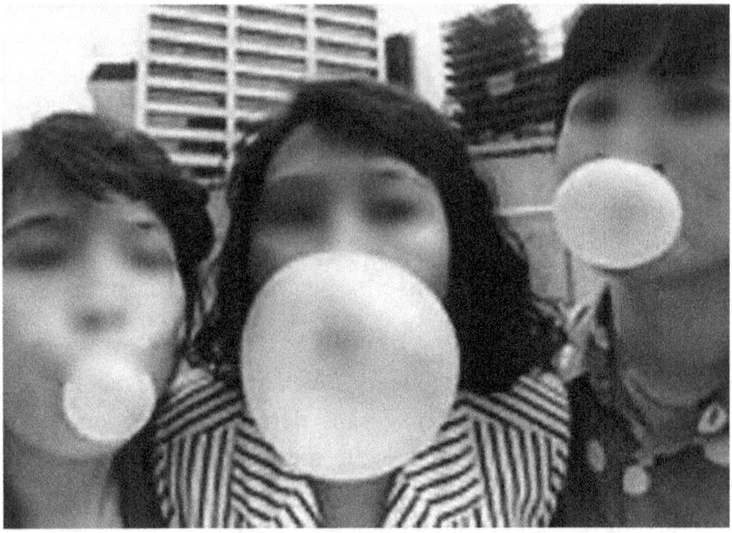

Le résultat final ne sera pas dévoilé, mais suggéré :

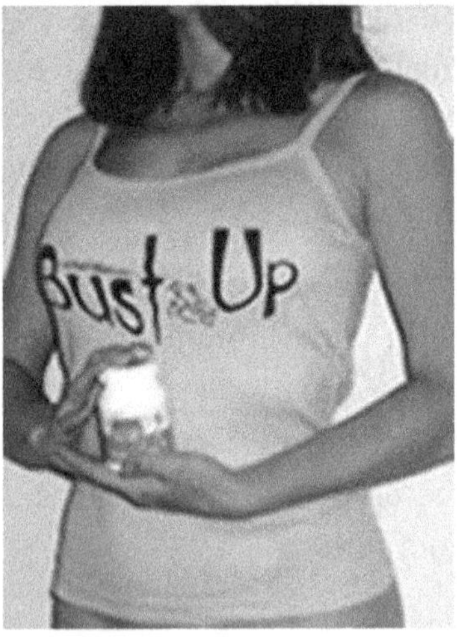

La publicité en image vous recommande fortement d'acheter une boîte de Bust up gum. Rien n'est démontré, tout est cependant exposé comme une vérité, exploitant la naïveté des femmes et répondant à leur rêve.

Manger pour son corps : sa peau, ses seins, son ventre[26]. Qu'il s'agisse de l'intérieur du ventre ou de son apparence extérieure, nous retrouvons un fractionnement des organes du corps.

Étonnante est cette particularité de l'aliment à toucher un organe cible. Sur perdez2kilos.com, vous trouvez les « Aliments qui font maigrir du ventre et des cuisses » ; pourquoi ces parties seulement ? Tout se déroule comme si les aliments ne « s'attaquaient » qu'à cette partie.

Pourtant, dans la réalité, ils entrent en contact avec l'ensemble du corps humain. Ils entrent par la bouche, se désagrègent par nos dents, visitent notre palais, et glissent le long de notre tube digestif. Puis ils sont acidifiés dans notre estomac avant d'être absorbés ou pas dans notre intestin et, une fois dans notre sang, vont circuler dans l'ensemble de notre corps.

C'est notre imaginaire, nos croyances sur l'aliment, qui nous laisse entrevoir que ce dernier est comme un électron téléguidé dans le corps. L'incorporé va agir sur un seul organe en délaissant au passage les autres ?

Il nous semble intéressant de distinguer cet imaginaire sur les croyances alimentaires qui sert la création d'une esthétique érigée chez la femme. Cette femme, parce

---

[26] Les conseils alimentaires sont donnés aussi bien pour l'intérieur du ventre (les fibres avec le yaourt Activia®) que pour l'extérieur du ventre (http://www.santemagazine.fr/vos-2-semaines-menus-ventre-plat-a-28787,c,418.html) site consulté en août 2009.

qu'elle sera présentée comme belle, sera considérée comme saine en apparence.

Qu'en est-il aujourd'hui sur les sites féminins ? Est-ce que nous retrouvons ce même type d'exploitation commerciale d'informations non scientifiques qui circulent ?

Oui, c'est même devenu une activité mondiale très lucrative. Les rumeurs qui circulent alimentent les sites qui affichent des publicités et s'enrichissent financièrement sur ces soi-disant bénéfices ou surfent sur les peurs alimentaires[27].

Après ce passage chez les internautes féminines nous revenons sur les sites masculins les plus populaires concernant l'alimentation santé, pour étudier les croyances et visualiser la quête esthétique des hommes.

1.1.3. L'expression corporelle des hommes

La tendance à suivre un régime minceur chez les hommes dès les années 2000 est-elle réelle ?

S'il nous est difficile dans notre enquête de trouver des informations sur le régime alimentaire masculin, nous apprenons, grâce au forum de « Doctissimo.fr », qu'ils sont présents aux côtés de leur femme en surpoids. Ils la soutiennent dans la lutte contre les kilos. Par là même, ils exerceraient une pression sociale sur le corps de leur compagne.

Ainsi, « Dep22tonio[28] », dans un post daté du 16 juin 2009 avec une en tête : « le fort homme », nous raconte

[27] https://www.clemi.fr/fr/ressources/nos-ressources-pedagogiques/ressources-pedagogiques/sante-et-alimentation-une-desinformation-mondiale-lucrative.html consulté le 2 août 2010.
[28] D'après http://forum.doctissimo.fr/nutrition/surpoids-obesite/soutiennent-femme-regime-sujet_176959_1.htm. Consulté le 26 août 2009.

son histoire singulière. Il a créé un forum composé d'hommes mariés pour aider leurs femmes soumises à un régime amaigrissant. Ce forum encourage leurs conjointes dans leurs efforts. Ils restent ainsi proches de leurs épouses qui suivent un régime « minceur ».

Dans ce message « Dep22tonio » nous rapporte la réunion des « épouses » à laquelle les conjoints étaient invités. Les compagnons ont compris les contraintes et difficultés de leurs femmes et sont décidés à les soutenir dans leurs efforts.

Par solidarité, ils vont désormais participer à leurs activités. Par exemple, ils accompagneront leurs sorties à la piscine, leurs promenades. Ils les épauleront dans leurs activités sportives. Ainsi, ils contribueront à renforcer le lien social et à soutenir psychologiquement leur femme. Celles-ci apprennent un nouveau mode de vie avec une nouvelle orientation alimentaire.

Néanmoins, ils sont aussi intéressés, pour eux-mêmes, par les activités sportives. C'est sans doute sur ce point qu'ils rejoignent leur femme. Cela nous amène à envisager un aspect stéréotypé des hommes avec un marqueur « sportif » et « homme fort ». L'essentiel pour l'homme est-il de devenir un être musclé par le sport ? Cette posture est ancienne, car le discobole (statue datée de 470-440 av. J.-C.) donnait déjà une représentation de l'homme athlétique. Mais qu'en est-il de leurs efforts concernant leur modèle alimentaire ? Quels désirs et croyances ont-ils concernant leurs aliments ? Et si un corps musclé est avant tout une quête pour eux, comment expriment-ils cette intention au travers de leurs actes alimentaires ?

1.2. MANGER « UNE ALIMENTATION SAINE » POUR CONSTRUIRE SON CORPS

1.2.3. « Manger pour ses muscles »

Nous avons repéré, lors de nos entretiens menés en population française auprès de 60 jeunes hommes âgés de 18 à 38 ans de 2005 à 2010, que leurs muscles sont une préoccupation masculine.

La question est : Que faut-il manger pour avoir de beaux muscles ? comme s'interrogeait la journaliste de « Doctissimo.fr[29] ». Elle répondait en 2009 : « Ils doivent manger des protéines. » Les meilleurs aliments pour cet apport sont la viande rouge et aussi la viande blanche, les œufs et enfin le fromage blanc, surnommé « concentré de protéines ». Les explications données pour la fabrication de beaux muscles ne sont pas reconnues par l'Académie de médecine, mais elles servent les croyances de l'auteure de cet article.

> La consommation de protéines associée à une activité sportive permet d'augmenter sa masse musculaire et de diminuer sa masse graisseuse. Mais pour que les muscles puissent les intégrer, il est important de consommer des sucres lents (féculents, pain) au cours du même repas. L'énergie produite servira ainsi à la digestion des protéines, et au fonctionnement des muscles et ne sera pas stockée[30].

Dans le corps de l'homme, l'aliment « sucre » sert le fonctionnement des muscles et non le stockage. La lutte contre les réserves graisseuses est visible. Il en ressort que

---

[29] Élodie Lienard est l'auteure d'une information sur cette question sur le site de « Doctissimo.fr ». Consulté en août 2009.
[30] Élodie Lienard sur : http://www.doctissimo.fr/html/forme/beaute/fo_1553_manger_muscle.htm

le muscle est un élément positif tandis que la graisse est un élément négatif du corps chez les femmes, comme chez les hommes.

Notre enquête nous apprend comment les hommes doivent penser leur alimentation pour penser mieux et plus loin. Si être en bonne santé, c'est devenir ou rester intelligent, alors les hommes vont s'appliquer à manger pour doper leur cerveau. Nous sommes ici dans un stéréotype du héros masculin qui se doit de performer physiquement, manger pour ses muscles, mais aussi pour devenir « supérieur » ou meilleur intellectuellement.

1.2.4. « Manger pour son cerveau »

La culture des hommes d'aujourd'hui est de dépasser leurs performances intellectuelles. Comment ? Nous suivons le lien « dopez vos performances intellectuelles[31] », écrit il y a 10 ans sur le Web2.

Alain Sousa, inspiré par le livre du Dr Jean-Marie Bourre (2001), expose les aliments au service de l'intelligence, soit comment mieux s'alimenter pour penser. Dans son ouvrage, Jean-Marie Bourre décrit les substances indispensables au cerveau. Une correspondance est ensuite effectuée avec une centaine d'aliments à consommer en une dizaine de jours pour la réalisation des apports alimentaires adéquats.

Dans son article, le journaliste insiste aussi sur « le sucre » qui ne doit pas faire défaut. Pensez aux sucres lents. « Après un examen ou un effort, pensez à avaler un plat de spaghettis. » Il recommande aussi de manger des

[31] Alain Sousa sur le site de « Doctissimo.fr ». Consulté le 25 août 2009.

vitamines du groupe B, notamment la B 9 « On en trouve dans les noix, le cresson, le brie ou le jaune d'œuf » et bien sûr d'éviter les carences. Nous voyons ici que les croyances s'entremêlent avec des connaissances pour appuyer les actes alimentaires. Cependant nous ne comprenons pas vraiment comment en pratique éviter les carences.

Des aliments santé sont mis à l'honneur et leurs propriétés nutritionnelles servent les aspirations, les désirs imaginaires des hommes.

Si nous poursuivons sur les moteurs les actes alimentaires, en plus des croyances entremêlées de connaissances et de désirs, nous approchons l'intentionnalité des êtres comme moteur de leur action. Gérard Reach nous explique que l'intention est indépendante du contexte. L'intention et la décision de l'acte alimentaire sont liées à l'acceptation, et non à une croyance. « Il en résulte que la décision, contrairement à l'intention, dépend du contexte. »[32]

Que lisons-nous sur internet concernant l'intention et aussi les décisions pour construire le corps féminin, ou masculin ? Quels sont les modèles alimentaires dominants construisant le corps des femmes et celui des hommes ? Il s'agit ici d'aborder les images, représentations des modèles alimentaires dominants sans préjuger s'ils sont sains.

[32] G.Reach, Op-Cit p. 173

1.3. DES MODÈLES ALIMENTAIRES POUR CONSTRUIRE UN CORPS ACTUEL

Une recherche effectuée en 2010, puis en 2020 sur les sites les plus visités par les femmes et les hommes sur l'alimentation santé nous apprend comment ils et elles mangent. Quelle visée intentionnelle pour construire le corps féminin ou masculin hier ? Et aujourd'hui en 2020 ?

1.3.1. Un modèle alimentaire pour construire le corps féminin « Manger pour ses seins »

Une visée intentionnelle des années 2010 se poursuit

Le *Bust up gum*[33] est « une découverte » pour obtenir des seins plus volumineux et prétendre grâce à cela à une esthétique recherchée pour être « bien dans son corps ». Il perdure encore en 2020. Le site Bustup gum vous permet de vous approvisionner en gomme japonaise. Cela afin de répondre à votre demande d'améliorer vos seins avec *pueraria mirifica.* Il est précisé que les expéditions se font dans le monde entier. Sur le site, de « vrais » témoignages ou déclarés comme tels prouvent que les clients sont satisfaits. Ces écrits proviennent d'Australie, du Canada ou encore des États-Unis. À noter que *Pueraria* herbe est recommandé pour les hommes qui désirent une silhouette de femmes. Ce qui s'inscrit dans une montée sociétale d'une nouvelle catégorie de personne ni homme ni femme.

La santé est vue ici sous l'angle du bonheur, du bien-être. Il est nécessaire pour une femme d'être bien dans sa tête et dans son corps comme pour un homme. Ce qui si-

---

[33] Se reporter à http://www.eveboutique.fr/ pour en savoir plus sur cette gomme magique.

gnifie que le regard qu'elle porte sur elle doit la ou le satisfaire. Celui-ci est ici sous l'influence du regard des autres. Pour se faire accepter en société comme une personne de sexe féminin, il est nécessaire de correspondre à un modèle où les seins atteignent une certaine dimension correspondant non plus à 90 B pour les tailles de bonnets, mais plutôt à un 95 C comme les stars des années 2000 (Carmen Electra, Victoria Beckham, Adriana Karambeu[34]).

Ceci est décrit par une internaute appelée Lausannette. En juin 2007 elle est commentatrice sur le forum beauté d'« Aufeminin.com ». Montrer des seins est comme un bienfait pour son corps « Pour une belle poitrine », ce point est important, car c'est une marque visuelle d'attraction sexuelle chez la femme. Elle attire le regard et les seins séduisants, gros, lourds, volumineux, maternants, signent d'une certaine manière une femme acceptable et sociable en pleine santé physique. Les seins sont un attribut féminin et participent à la relation de séduction.

Un message envoyé par Lausannette le 19 juin 2007, à 0 h 44 sur le forum beauté d'« Aufeminin.com » précise :

> *« Après avoir tout essayé, les produits inimaginables que l'on m'a conseillés sur le forum, c'est bien le Bust up gum qui m'a satisfaite le plus. En tout cas, j'obtiens des résultats, mes seins grossissent et je ne crois pas que ce soit de l'arnaque sinon comment aurai-je les seins qui grossissent ? »*

Elle n'est pas la seule commentatrice de ce chewing-gum et quelques réponses postées sur le forum de discussion en témoignent et encouragent d'autres femmes à con-

[34] Un article sur « tasanté.com » (2003) interroge : *Demain, toutes en 95 C ?*

sommer cette « gomme magique ». Les verbatims ci-dessous sont extraits d'une recherche effectuée en 2007.

« C'est vrai que le bust up gum est efficace », claironne demongirls1, le 21 juin à 11 h 40. *« Le bust up gum il n'y a que ça de vrai »*, dit hotessmiami, le 21 juin à 8 h 12. *« J'ai vérifié le site »*, précise clarax5, le 20 juin à 19 h 3. *« Moi j'en suis convaincue »*, écrit yamina188, le 20 juin à 3 h 45.

Pour l'une d'entre elles, elle s'impatiente d'obtenir des gros seins : *« C'est vrai que c'est long, 6 mois »*, continue clarax5, le 20 juin à 17 h 54.

Dans tous les cas, l'ensemble de ces messages est là pour nous inciter à croire dans les effets véritables et l'obtention de résultats :

« Essaie le bust up gum », poste rivieredor, le 19 juin à 20 h 21. Ces messages sur le forum beauté d'« Aufeminin.com » ne sont plus tous disponibles lorsque nous cherchons à les relire en août 2009, quelques-uns ont été supprimés. Par ailleurs, un questionnaire sur l'efficacité du bust up gum a été posté en 2007 et est visible, mais ses résultats ne sont pas affichés[35].

Ces témoignages sur internet datant de 2007 ou encore de 2020 répondent aux besoins des internautes féminins et

---

[35] Ce questionnaire est posté le 7 août 2007, car à cette période le sujet du Bust Up gum est l'objet de nombreux *post*, Triskèle met en place ce sondage, susceptible d'aborder toutes les interrogations des intéressées. Elle prie celles qui ne le sont pas d'éviter de répondre. Les questions sont : quel est votre âge ? Où avez-vous acheté le BUG (Bust Up Gum) ? Quel a été son prix ? Depuis combien de temps prenez-vous le BUG ou combien de temps l'avez-vous pris ? Avez-vous pris en taille ou simplement « gonflé » ? Quel était votre tour de poitrine/taille avant le traitement ? Et maintenant ? Avez-vous eu des effets secondaires (par ex, vergetures, prise de poids, douleur) ? Elle demande à toutes de répondre avec sincérité et propose également, si certaines ont des questions à poser, de se servir de la messagerie.

servent leurs intentions de répondre aux normes esthétiques contemporaines qu'elles acceptent. Aucune preuve scientifique n'est apportée, aucune police ne vient dénoncer ce type d'informations.

En dépit de l'éphémère apparition de cette gomme sur le site féminin, la question des seins à développer reste une préoccupation. En effet, un message écrit par « Galidesiles[36] » le 16 août 2009, présente l'augmentation des seins par une autre méthode le « b-bust » (toujours présentée sur le forum beauté d'« Aufeminin.com »).

Cette internaute recherche des personnes qui ont augmenté et raffermi leur poitrine par le système b-bust par laser et sans chirurgie. Elle souhaite recueillir des témoignages. En 2020, le site puerariaherb.com présentant Bust up gum nous expose la raison pour laquelle les femmes préfèrent des seins plus gros ; c'est leur quête de bien-être et pour se sentir plus féminine.

Nous apercevons la silhouette féminine contemporaine, même si elle doit toujours être fine, mince, elle est à parfaire avec des gros seins.

L'interrogation nous effleure concernant les fessiers des femmes vivant en France. Effectivement, si les seins sont des attributs importants chez les femmes, les fesses aussi.

---

[36] Elle vit en concubinage depuis 20 ans, et a 40 ans. Elle a 2 enfants de 13 et 16 ans, et est écrivaine publique à Saint-Martin aux Antilles. Elle cherche des témoignages afin de porter plainte contre la société qui commercialise ses soins par laser pour le raffermissement et le grossissement soi-disant des seins. Son message, qu'elle nous envoie le 25.08.2009, est explicite : « En juin, j'ai fait des séances avec le b-bust pour le raffermissement et le grossissement par laser sans chirurgie. Au total il y avait 20 séances et au bout de la 18e, aucun résultat. J'ai donc essayé de négocier avec les personnes du centre pour me faire rembourser et ils n'ont rien voulu savoir et m'ont dit de porter plainte. Ce qui fait que je n'ai pas fait les 2 dernières séances et j'ai perdu 700 €. Je voudrais monter un dossier à déposer au tribunal, mais j'ai besoin de témoignage pour monter ce dossier. »

Nous regardons alors s'il est possible de trouver des aliments dans le même courant de pensée, qui permettraient de « faire grossir ses fesses en mangeant ».

La recherche d'un modèle alimentaire est de façonner son corps selon les modèles féminins dominants actuels et de construire le corps par son alimentation. Le corps des femmes est soumis aux normes de beauté actuelles.

La performance physique d'une femme d'aujourd'hui est visible par son succès et l'application de ce contrôle social sur son corps. Comme un modèle, son succès se lit dans sa minceur, ses gros seins et ses fesses musclées.

1.3.2. Pour construire le corps féminin : « Faire grossir ses fesses en mangeant »

Retournons en 2008 sur le site « Aufeminin.com », pour lire le blog de Mondje[37] où elle nous présente le « Bobaraba ». Sur son blog, elle montre un moyen pour se servir de nouveaux produits qui aident les femmes dans le « gonflement de leurs fesses. Cependant il s'agit ici d'un comportement alimentaire spécifique aux femmes ivoiriennes. Mais le lipofilling des fesses ou réinjection de graisse dans les fesses a été développé depuis le début des années quatre-vingt-dix et est couramment pratiqué au Brésil. Mais qu'est-ce que le Bobaraba chez les Ivoiriennes ?

---

[37] Disponible sur le site « Aufeminin.com » sur l'espace de Mondje. Mondje a 29 ans et elle vit en Côte d'Ivoire. Elle aime le cinéma, les concerts et les spectacles, la lecture. Au niveau des sports elle apprécie la gym et l'aérobic. Elle a créé son blog après une rupture sentimentale avec son ami.

Nous nous inspirons d'un message sur Internet pour approcher une définition[38].

C'est un traitement qui permet de gonfler ses fesses soit par l'ingestion, soit par injection ou par suppositoire. Pour ce faire, il existe des gélules à base de vitamines B12 ou des ampoules injectables qui contiennent de la vitamine B « complex » ou encore ce sont des suppositoires à base d'huile de foie de morue.

D. Aïssata, commerçante de pagne, rêvait d'avoir un postérieur imposant. Elle a donc acheté le traitement du Bobaraba. Pour quelle raison a-t-elle fait cela ? *« Aujourd'hui je sens les regards dans mon dos et cela me fait plaisir. Je sens que j'existe »* rapporte D. Aïssata[39].

En France qu'en est-il des pratiques féminines ? C'est plutôt une technique pour se muscler les fesses qui est retenue par les femmes françaises. Elles pratiquent alors le fitness et l'aérobic, car la mode des fesses musclées[40] est un mode de séduction, chez les femmes en France. Un nouveau carcan immatériel s'applique aussi chez les femmes en France par un gainage physique.

La graisse aux fesses pour les femmes est synonyme de mollesse, et de plus les recommandations actuelles sanitaires issues du monde médical sont la pratique régulière de l'activité physique. Sans le vouloir expressément, les messages du PNNS appuient cette idée du corps musclé et

---

[38] Message daté de juin 2008, http://ivoirenews.ivoire-blog.com/archive/2008/06/21/mourir-pour-le-bobaraba.html consulté le 25 août 2009.

[39] http://ivoirenews.ivoire-blog.com/archive/consulté le 25 août 2009.Op. cit.

[40] Ces observations sont extraites des activités de loisirs déclarées par les femmes appartenant à notre groupe témoins que nous avons rencontrées en France.

peuvent être utilisés pour servir cette idéologie des fesses toniques.

En France, la question des fesses et de leurs formes chez les femmes se pose pareillement. Sur ligne-en-ligne.com, la mode dans les années 2010, nous explique Sebastian Lopez, âgé de 32 ans, originaire d'Argentine (entraîneur personnel et coach sportif depuis plus de 15 ans), la mode est aux fessiers toniques : « Que ce soit en France, comme à l'étranger, la mode a toujours été, et je l'espère, le sera encore, aux fessiers toniques. Car des fesses rondes, toniques et fermes sont tellement plus attirantes et agréables à regarder que des fessiers plats, parfois flasques ou avec un excès de cellulite[41]. »

En 2009, une *newsletter* arrivée dans notre messagerie aborde la question : que manger pour obtenir des fesses toniques ? Nous apprenons ainsi que les aliments à privilégier pour ce faire sont ceux riches en protéines « pour développer la masse musculaire » et surtout éviter les aliments gras pour « ne pas favoriser les réserves dans cette zone » et enfin manger peu « d'aliments sucrés et à index glycémique élevé, car ils sont directement transformés en graisses et stockés dans les fesses[42] ». Nous constatons que la diététique ici rime avec modèle esthétique.

Qu'en est-il en 2020 de ces aspirations esthétiques ?

Nous lisons sur le modèle alimentaire pour construire le corps féminin sur les mêmes sites visités il y a 10 ans.

Aufeminin.com nous précise 30 conseils « tout bêtes » pour manger mieux et perdre une taille. Le site ajoute

---

[41] Lopez S., sur « ligne-en-ligne.com », newsletter du jeudi 15 octobre 2009 à 8 h 53.

[42] Lopez S., *op. cit.* Comment avoir des fesses toniques ? Newsletter du 15 octobre 2009, disponible sur http://www.ligne-en-ligne.com/sports-et-exercices-pour-mincir/fessier-tonique.html?click_newsletter=article.

aussi les 6 exercices les mieux adaptés pour perdre des hanches.

Entrant dans le détail de ces conseils, il s'agit en fait de perdre du poids.

Plus loin, continuant sur aufeminin.com, cinq exercices pour des fesses rebondies et raffermies sont proposés dans la rubrique forme. Ce modèle de fesses musclées perdure de nos jours avec la technique du corps utilisée ici : l'activité physique.

Dans ce registre de la fabrication du muscle, nous avons trouvé côté masculin des recommandations alimentaires particulières qui concernaient spécifiquement le régime des hommes. C'est donc « manger pour se muscler » que nous avons découvert sur les sites masculins. Selon eux, être en bonne santé, signifie être performant physiquement et donc posséder un corps musclé.

Nous recueillons maintenant les modèles alimentaires masculins pour construire un corps actuel.

Les expressions corporelles, devenir plus musclé, plus fort, plus intelligent, se définissent aussi par un régime alimentaire et sont remises à jour. Nous identifions les différences chez la femme et chez l'homme dans les médias. La femme mange pour rester mince, avoir de gros seins et des fesses musclées. L'homme incorpore des aliments pour une musculature d'athlète, dépourvue de graisses et aussi pour accroître ses performances intellectuelles. L'homme est représenté comme un sujet qui doit être fort physiquement et intellectuellement.

Qu'en est-il aujourd'hui des normes créées sur le modèle alimentaire pour construire le corps masculin sur les mêmes sites visités il y a 10 ans ?

1.3.3. Construire le corps masculin : « Manger pour ses muscles »

Nous avons repéré lors des entretiens que ce sont véritablement des préoccupations masculines du fait de leur volonté de développer leur force. La question majeure qui suit s'adresse donc aux hommes et aux soins de leur corps : que faut-il manger pour devenir plus fort et développer ses muscles ?

La réponse nous est donnée sur le site de santé « Doctissimo.fr » et nous nous instruisons.

Les explications données pour la fabrication de beaux muscles ne sont pas les mêmes qu'en 2008, car les protéines et les poudres de protéines étaient recommandées. De nos jours en 2018, sur Doctissimo, ces poudres sont remises en cause[43].

Est-ce qu'ils conseillent aux hommes de maigrir ?

En 2017 Doctissimo développait des idées pour maigrir au masculin. Tout d'abord sur le fond, les 10 comportements à éviter sont pointés : le petit-déjeuner trop léger, les fringales mal maîtrisées avec des grignotages, un déjeuner avec des plats en sauce ou un sandwich rillettes avec une bière… les erreurs soulignées, si nous regardons de plus près, sont les mêmes chez les femmes.

Cependant l'auteur, journaliste, Alain Sousa, en décembre 2015, rassure les hommes. Il précise que les hommes perdent du poids plus facilement que les femmes.

Les explications des raisons pour lesquelles les hommes souhaitent perdre du poids sont d'abord d'ordre esthétique avant d'être des raisons de santé souligne un

---

[43] https://www.doctissimo.fr/forme/news/Proteines-en-poudre-la-mauvaise-pub-des-influenceurs.

sondage réalisé par Weight Watchers concernant les Français. « Cette envie de voir fondre leurs kilos superflus survient plus tard que chez leur conjointe, puisqu'ils envisagent un régime vers 45 ans en moyenne. »

Ensuite, une semaine de menus pour les accompagner avec des bons réflexes comme celui de manger pour couvrir ses besoins leur est proposée. Les hommes doivent ainsi vérifier qu'ils consomment suffisamment de viandes ou équivalents, de crudités, de produits laitiers et de légumes verts.

Enfin, un nouvel article détaille comment composer son petit-déjeuner pour un homme souhaitant partir du bon pied pour maigrir. Le premier repas de la journée étant le petit-déjeuner il s'agit donc de bien commencer son régime avec 5 menus de petits-déjeuners qui sont légers et à suivre pour maigrir.

Ce qui est visible c'est que les hommes sont dorénavant soumis au même diktat de la minceur que les femmes.

Si nous regardons sur *Santé magazine* ce n'est pas accroître ses muscles qui est prôné, mais retrouver un ventre plat. Cependant il est proposé également de retrouver avec le régime un corps musclé. De ce fait ce sont à nouveau les protéines (viandes, poissons) qui vont être mises au menu lors du déjeuner et du dîner. Ainsi le corps musclé chez l'homme reste la valeur esthétique dominante.

Nous résumons, les valeurs esthétiques dominantes chez l'homme, ce sont aujourd'hui le corps musclé et mince.

1.3.4. « Manger pour son cerveau »

Nous poursuivons notre enquête sur « Doctissimo.fr » et nous apprenons comment les hommes doivent manger pour penser plus loin. Si être en bonne santé c'est devenir ou rester intelligent, alors les hommes vont s'appliquer à manger pour doper leur intelligence.

Un secret délivré par ce site à l'attention des hommes est qu'ils doivent tester leur alimentation, car « quelques erreurs » se cacheraient dans leur assiette. Les meilleurs aliments dits superaliments sont aussi énumérés : ail, curcuma, gingembre, épinards, carottes… pomme. En résumé des fruits et légumes plus quelques épices et condiments. Ils seraient bons pour le système nerveux et immunitaire et exerceraient en plus un effet protecteur du corps. Donc des super aliments sont prévus plus pour soutenir le système nerveux soit le mental. Le cerveau est dorénavant représenté par le système nerveux. Aucune explication scientifique n'est démontrée, ce sont des allégations.

Il est dans la culture des hommes d'aujourd'hui de dépasser leurs performances intellectuelles. Comment ? Nous suivons le lien « dopez vos performances intellectuelles[44] ». Quatre thématiques s'ouvrent : « 1. Booster son cerveau 2. Bon pour le moral 3. Prévenir les maladies du cerveau 4. Du café pour nos méninges. »

Nous résumons avec les aliments choisis d'après le livre du Dr Jean-Marie Bourre déjà connu en 2010. Les arguments donnés sont que les glucides lents sont un carburant du cerveau comme le sucre, mais ils sont préférables. Ensuite, les oméga 3 ont toujours la cote avec les poissons gras. Puis viennent les vitamines du groupe B et

[44] Alain Sousa sur le site de « Doctissimo.fr ». Consulté le 25 mars 2021.

les minéraux, dont le fer. L'eau est aussi recommandée, ainsi que le thé et le café. Les fruits rouges sont cités du fait de leur apport en vitamine C et de leurs effets sur la microcirculation sanguine, mais ils peuvent aussi être remplacés par de l'ail ou un kiwi.

Il n'apparaît pas de révolution sur ce chapitre par rapport à 2010.

Ensuite la nouveauté arrive avec les aliments bons pour le moral qui sont ainsi mis en lien avec le cerveau. Le chocolat, le café, le sucre, la levure de bière riche en vitamines du groupe B, la gelée royale et le ginseng sont nommés. Néanmoins ils sont depuis longtemps connus pour leur effet anti-déprime. Il reste que l'aliment miracle n'existe pas, mais recourir à ces plaisirs alimentaires aide à fabriquer des endorphines qui nous déstressent. Le tout est de rester dans une consommation raisonnable.

Ce qui est innovant en 2020 c'est le régime MIND pour prévenir les maladies du cerveau. Il consiste en l'application des principes suivants au niveau de son alimentation, dont les composants doivent être valorisés : 1. Les bonnes graisses, soit des huiles riches en acides gras polyinsaturés avec des oméga 3. 2. Des fruits de mer 3. Des légumes verts tels qu'épinards, blettes 4. Des glucides complexes 5. Des fruits, comme les raisins rouges, et des fruits rouges, tels que les grenades, cassis, groseilles qui sont riches en antioxydants, et enfin de l'eau. « Le régime MIND au quotidien […] réduit ses chances de dégénérescences cérébrales et de développement de la maladie d'Alzheimer entre 35 et 53 % ». Le régime MIND est pour entretenir selon Doctissimo, l'organe le plus important du corps, le cerveau. Il est donc toujours selon Doctissimo, sans risques et complet en termes d'apports nutritionnels.

Enfin, le café serait un allié du cerveau. Le café est une boisson à la fois bénéfique et décriée pour ses propriétés. « Côté performances intellectuelles, il est connu pour ses effets bénéfiques sur la concentration et la vigilance. » Ce qui est remarquable, c'est que ce chapitre finalement n'est pas seulement dédié aux hommes. Finalement, booster son cerveau serait aussi une quête des femmes.

En pratique, l'alimentation en France n'est pas toujours portée par une quête permanente vers la santé. Comme nous venons de le voir, il s'agit d'une question esthétique. L'alimentation est loin d'être parfaite et de rejoindre le niveau des modèles alimentaires dits sains prônés par le PNNS4[45].

Ce plan existe depuis 2000, car les maladies nutritionnelles se développent en France.

La question de l'alimentation saine est primordiale, car depuis la seconde moitié du XXe siècle, nous pouvons dire que la France est devenue une société où règne l'abondance alimentaire, des maladies dites de pléthore (obésité, diabète de type 2) sont pointées par les épidémiologistes. De multiples messages alimentaires en France ne vont pas simplement critiquer les excès, mais également souligner les carences. Ce qui a pour conséquence de montrer, certes, que la quantité alimentaire est importante, mais la qualité alimentaire aussi. Si le trop est critiquable, le « pas assez aussi ». Le paradoxe de notre société d'abondance est de créer des maladies nutritionnelles. C'est ce que nous allons relever au travers de nos mangeurs interviewés.

---

[45] Le programme national Nutrition et Santé est une politique alimentaire conçue et recommandée par le ministère de la Santé.

1.4. Manger pour contrer les carences alimentaires de son corps

Les références alimentaires diffusées par le PNNS au début du XXIe siècle sont entrées dans la dynamique de la construction culturelle de « l'alimentation saine » et sont assimilées comme des recommandations par notre population. Le devoir de santé est une injonction montante et concomitante à la médicalisation de notre société.

1.4.1. Dans notre société d'abondance de quelles carences nutritionnelles parle-t-on ?

Au niveau social, ces repères du PNNS vont servir à la définition d'un modèle alimentaire dit « normal » qui sera réinterprété et approprié par les personnes. La normalisation va utiliser les repères du PNNS. Elle autorise la réalisation d'un plan alimentaire journalier qui permet le contrôle ou de justifier *a posteriori* des écarts en termes de « manières nutritionnelles » de manger.

L'alimentation est cependant vue par le système politique comme une technique du corps (Mauss, 11e éd. 2004), le but de ce programme est de former une nation « active et prospère » composée de corps en bonne santé[46] et étant donné les enjeux pour la nation, la surveillance du plan alimentaire journalier est un élément important.

[46] Rapport de la FAO sur l'éducation nutritionnelle dans les écoles primaires, volume 1. *Le manuel pour l'éducation à l'alimentation. Les trois piliers essentiels du développement : Nutrition, Santé, Éducation pour une nation active et prospère*, 2007.

Chez l'ensemble de nos interviewés, en France[47], certains ont réellement montré qu'ils aspiraient à une « alimentation saine » et qu'ils se souciaient tous les jours de leur régime alimentaire. Ces hommes et femmes âgés de 18 à 38 ans sont soit porteurs d'une maladie chronique, par exemple la maladie de Crohn, soit des cas-témoins de ces malades.

Ils présentaient le PNNS comme un modèle alimentaire à suivre et témoignaient ainsi leur volonté d'être de bons citoyens, des gens « normaux », en intégrant les normes alimentaires officielles. Les personnes malades, elles, souhaitaient démontrer ici qu'elles se rapprochaient du groupe de personnes bien portantes en normalisant leur modèle alimentaire.

Dans le groupe de personnes touchées par la maladie de Crohn, ils étaient avant tout soucieux de vivre comme tout le monde y compris au plan alimentaire. Ils adoptaient ces repères. Dans notre société, la norme est assimilée à une valeur dominante de force. Elle devient pour certains une doctrine qu'ils mettent ou essaient de mettre en pratique.

Néanmoins, si une partie de notre population est portée sur la « valeur » nutritionnelle[48], c'est aussi parce qu'elle vit dans un monde qui communique sur les risques nutritionnels et leurs conséquences : l'ostéoporose et l'obésité. Dans le rapport du HCSP[49] (2000), Serge Hercberg et Anne Tallec (coordinateurs) fondent le socle sur lequel repose la politique nutritionnelle de santé publique en France.

---

[47] Ces interviews ont été réalisés de 2005 à 2007 en France auprès d'une population de 120 personnes.

[48] Il y a ceux et celles qui surveillent leur consommation de vitamines, de calories ou de fibres.

[49] HCSP : Haut Comité de santé publique.

Ces auteurs montrent les enjeux dans lesquels les facteurs nutritionnels sont impliqués. Dans ce rapport daté de 2000, l'obésité concerne 10-12 % des adultes et environ 16 % des enfants de 7 à 10 ans. Elle est en augmentation et coûte 1,8 milliard d'euros par an. L'ostéoporose touche 10 % des femmes à 50 ans, 20 % à 60 ans et 40 % à 75 ans (2,8 millions de femmes). Économiquement, elle coûte 1 milliard d'euros par an[50]. Cette sensibilisation, la prévention de ces pathologies justifie les messages nutritionnels du PNNS et impose de suivre les conseils afin de ne pas courir de risques pour sa santé.

Les autres carences nutritionnelles soulevées sont la carence en fer durant la grossesse, et les carences nutritionnelles des personnes sans abri. D'autres objectifs nutritionnels sont cités et concernent l'amélioration du statut en fer, en calcium et en vitamine D des enfants et des adolescents. La lutte contre les déficiences vitaminiques et minérales et les dénutritions des personnes suivant des régimes restrictifs, ainsi que les problèmes nutritionnels des sujets présentant des troubles du comportement alimentaire sont pris en compte également.

Les repères alimentaires du PNNS nous prémuniraient de ces possibles carences. Ils permettraient de découvrir, pour les personnes, des écarts par rapport à ce programme et possiblement des déviations. Des personnes vivant en France perçoivent alors que leurs pratiques sont en marge des recommandations, et cela touche dorénavant les individus dont le statut nutritionnel est « normal » d'après la définition de l'OMS basée sur l'IMC. Néanmoins nous tenons à rappeler que les données du PNNS sont utiles

---

[50] Ces chiffres datent de 2000 et ont été révisés depuis.

pour ceux qui étudient l'alimentation des groupes d'individus. Cependant, si elles sont prises en compte pour un niveau individuel, il est nécessaire de garder à l'esprit l'étendue des variations individuelles (H. Dupin, S. Hechberg, 1985).

Ceci n'est pas toujours compris et les références du PNNS dans la pratique se trouvent ainsi posées en normes rigides, élevées au rang de dogmes alors que les auteurs mêmes de ces repères ne le souhaitaient pas.

Nous voyons ici pointer de possibles carences alimentaires chez des personnes qui sont bien portantes et qui le seraient seulement en apparence. Le doute persiste, car, dans la réalité, les dépistages de carences en calcium sont rares, notamment pour des personnes adultes entre 18 et 38 ans. Mais nos interviewés vont s'inquiéter de leur couverture en minéraux par leur alimentation. Nous avons constaté dans nos entretiens cette inquiétude, surtout chez des femmes. Les repères donnés dans la campagne « manger pour sa santé » sont saisis comme des limites précises à ne pas transgresser.

Pour d'autres, cela entraîne une volonté de succès du régime pour une performance corporelle rêvée, qu'ils entrevoient comme étant un signe de réussite sociale. Cette performance peut se distinguer sur un registre modéré ou à l'opposé excessif.

Cette interprétation sur la réussite sociale nous rapproche des écrits de Roland Gori (2007, p. 61-80), car :

> L'histoire le confirme, la rigueur d'un concept tend sans cesse à retrouver le champ du savoir culturel dont il est issu [...] la connaissance n'est pas désintéressée et elle s'inscrit dans un style anthropologique qui lui est propre au sein d'un réseau institutionnel de performativité sociale.

Manger conformément au PNNS devient un symbole de réussite sociale.

Notre population d'interviewés vivant en France a intégré comme un mode de vie sain ces repères du PNNS, et elle s'inspire de ces références alimentaires. Ces dernières cristallisent de nos jours les bons choix alimentaires et les « bonnes » manières officielles de s'alimenter.

1.4.2. En population, des interrogations sur une carence en calcium

Si d'après les épidémiologistes la carence en calcium touche les femmes de plus de 50 ans, dans la réalité elle devient une peur imaginaire chez des femmes beaucoup plus tôt.

Une de nos interviewées précise qu'elle craint un possible manque en calcium chez elle. Du moins le ressent-elle ainsi. Amélie est chercheuse ; elle a 33 ans. Elle est mariée et mère de deux enfants en bas âge. Elle ne mange de fromage ni le midi ni le soir et pense qu'elle doit avoir un besoin à 16 heures de calcium. Il lui arrive cependant d'en prendre, car : *« J'en prends, c'est pour suppléer le repas et parce que j'ai peur de manquer. J'en prends en complément en fait. C'est très rare que j'aie une appétence pour le produit, je pense que j'ai peut-être un manque de calcium. C'est possible. »*

Elle se rassure, en nous expliquant qu'elle ne mange pas un yaourt, elle en « prend ». C'est plutôt un médic-aliment, résultat de la médicalisation de notre alimentation. Que prend-elle ? *« Un yaourt le matin, et le midi également »*. Elle emporte un yaourt, car elle déjeune à l'extérieur de son domicile. En plus, elle consomme généralement un yaourt le soir pour couvrir ses besoins en raison de sa peur d'un manque.

Les formes discursives du « savoir manger » sont présentes dans l'environnement de chacun, à une époque et dans un espace donné et lié à des histoires de vie.

Une autre interviewée nous rapporte aussi sa peur du manque.

Élisabeth[51] est enceinte de quelques semaines. Elle nous rapporte l'évolution de son apprentissage corporel durant sa grossesse. Élisabeth se préoccupe de ses apports alimentaires parce qu'elle est enceinte et nourrit son corps avec son enfant. Elle se soucie davantage aujourd'hui de son alimentation et de son corps, et suit les conseils de sa gynécologue pour avoir une alimentation saine : *« En dessert, je mange des yaourts biologiques, c'est la gynéco qui m'a dit que c'était bien. »*

Ces informations sont comme de véritables prescriptions et leur régime alimentaire peut tourner à l'obsession. Néanmoins aucune carence en calcium n'est biologiquement objectivée par une analyse sanguine. Nous sommes sur des carences nutritionnelles imaginaires.

Notre population interviewée redoute aussi l'obésité qui est « le fléau de notre alimentation moderne occidentale ». Ce n'est plus la peur du manque, mais la peur de l'excès qui pourrait aussi engendrer une carence cachée. La peur d'une consommation excessive d'aliments serait concomitante à une carence nutritionnelle que notre corps biologique ne saurait détecter. Elle pourrait provoquer une surveillance permanente de notre assiette. L'émergence de toutes les informations sur les micronutriments, le fer, le

---

[51] Élisabeth a 28 ans, est hôtesse d'accueil sur Toulouse et appartient au groupe des témoins.

calcium, les vitamines suscite des interrogations auprès de notre population. Au milieu de notre abondance alimentaire, manquerions-nous de micronutriments essentiels ?

De cette vision microscopique de notre corps, nous recherchons un art de vivre notre corps en « microconstruction » avec de la micronutrition.

1.4.3. La peur de la carence par l'excès, un art de vivre son corps en vue microscopique

Nous mangerions trop de graisses par exemple et pas assez de vitamines, ou encore trop de viandes et pas assez de poissons si nous plaçons notre vision à l'échelle des aliments.

Dans tous les cas, des peurs alimentaires de l'excès et de carences persistent auprès de notre population de bien portants.

Judith[52], âgée de 19 ans, illustre la posture de veille sur son alimentation et a peur de grossir. Dans son récit de vie, confirmé par sa mère, l'obsession de Judith avant de manger est : *« Maman ! Est-ce que cela fait grossir ? »*

Cette jeune femme a un IMC soit un statut nutritionnel dans la fourchette qualifiée de « normale ». Alors d'où vient cette obsession de l'alimentation qui fait toujours grossir ?

Dans sa peur alimentaire, il se lit une crainte de se laisser emporter par les plaisirs. À l'écouter, Judith aime la nourriture et rapporte son goût pour un petit-déjeuner

[52] Elle a 19 ans est étudiante dans le Nord-Est de la France, en 2e année de BTS. Elle appartient au groupe des témoins. Son portrait est réalisé dans le chapitre 3, la partie sur les portraits de mangeurs mis aux régimes par leur société dans notre thèse.

consistant lorsqu'elle était enfant[53] : *« Un bol de chocolat chaud avec des cracottes ou des biscottes ou de la brioche, quelque chose qui tient au ventre. Sans beurre, mais de la confiture. »*

Elle suit des rituels parce qu'elle a pris l'habitude dans son enfance de manger un laitage à chaque repas. Elle continue dans cette logique, tous les midis, à consommer un yaourt avec un fruit. Le fruit ? C'est pour ne pas grignoter des « cochonneries » dans l'après-midi. Elle construit ainsi un équilibre alimentaire avec des aliments pour ne pas grossir, mais veille à consommer un minimum d'éléments comme le calcium, nécessaire pour bâtir son corps. Si elle ne mange pas de charcuterie grasse le soir, elle va cependant prendre un laitage pour un complément protidique. Il existe chez Judith tout un art de composer son menu afin qu'elle mange ce qui lui est essentiel, mais sans grossir. Le choix repose sur la qualité des aliments. Certains groupes d'aliments comme la charcuterie sont en dehors de son répertoire alimentaire.

« Non je n'ai jamais mangé de charcuterie ni saucisson ni rillettes. J'aime peut-être, et puis ensuite, c'était fromage et yaourt, il n'y avait pas forcément de la viande le soir », dit Judith. Ses compositions de menus correspondent aux besoins qu'elle s'est fixés, c'est-à-dire à son vœu de ne pas grossir, mais avec l'intention de ne pas manquer aussi.

Parmi les peurs alimentaires des personnes touchées par la maladie de Crohn, elles expriment leurs refus des fruits

[53] Il y a là un désir refoulé qui nous conduit à l'idée que Georges Bataille exprimait sur le maintien de l'interdit autorisant une jouissance lors de la transgression. Reprise et citée par J.-C. Guillebaud (1998, p. 273-274) : « L'expérience mène à la transgression achevée, à la transgression réussie, qui maintient l'interdit, le maintient, pour en jouir. »

et des légumes. Pour autant elles ne craignent pas d'être carencées en vitamines ni même en minéraux.

Malgré la politique nutritionnelle en vigueur qui favorise la consommation de fruits et légumes, c'est au sujet de leur consommation que nous avons enregistré des pratiques restrictives. Mais au final, aussi bien auprès des personnes[54] qui sont atteintes par la maladie de Crohn qu'auprès de celles du groupe des témoins.

Loin de les critiquer, nous cherchons à comprendre leurs raisons personnelles. Dans le groupe des malades, la perception du message publicitaire du PNNS : « Manger 5 fruits et légumes par jour » est clairement différente. Parce que chez eux, les fruits et les légumes évoquent plutôt des dégoûts.

Il existe des personnes résistantes aux messages et d'autres qui se les approprient en les réinterprétant. Des transgresseurs aussi, nous en décrirons dans la partie à venir. Ils ont toujours de bonnes raisons à cela.

Le rôle, alors, du PNNS, devient ici de poser les interdits alimentaires sociétaux en France au XXIe siècle. Le risque à redouter est de voir ces recommandations appliquées comme des dogmes rigides, ce que nous avons pu voir chez quelques-uns de nos interviewés. De sorte que manger aujourd'hui deviendrait un problème, une obsession, une douleur, presque un acte dramatique. Nous avons entendu ces remarques sur les difficultés de manger sainement émanant de personnes « bien portantes » ou bien malades. Les résistants au manger sain s'expriment sur la transgression des normes alimentaires.

---

[54] Du même âge, et avec les mêmes critères sociodémographiques (sexe, région).

2. De la résistance à la transgression des normes sociales sur « l'alimentation saine »

2.1. Des résistants à la normalisation alimentaire sociale actuelle

L'attitude du mangeur révèle sa conduite « Et lorsque quelque chose s'oppose à l'incorporation, c'est fréquemment par l'intermédiaire d'une manifestation de dégoût. » (Fischler, 1989) Dans le domaine des dégoûts alimentaires, dès la petite enfance, les fruits et les légumes jaillissent des récits de nos interviewés diagnostiqués atteints de la maladie de Crohn.

2.1.1 Des résistants dégoûtés

Le dégoût des fruits et des légumes est audible, car si le dicton affirme que l'on mange des yeux avant de passer à table, leur position devant les légumes montre qu'ils sont au contraire prêts à la quitter quand les légumes verts et les fruits arrivent.

Laurine[55] explique : *« Je n'ai jamais pu regarder un légume dans les yeux. »* Elle convient : « *Du côté nourriture,*

---

[55] Célibataire, âgée de 32 ans, elle est cadre supérieure, sa maladie de Crohn est connue depuis 9 ans. *Op. cit.*

je suis typique, je ne mange pas de salade [...] Que cela aille bien ou non, c'est des tendances, je n'aimais pas les salades, je n'aime pas ! »

Elle revendique ici son point de vue sur les légumes et affirme son dégoût, de sorte qu'il est inutile de penser que les messages du PNNS, repris par les médias ou les proches, vont ici changer le modèle alimentaire de Laurine. Ses préférences alimentaires sont ancrées depuis son enfance et elles resteront.

Pour Alexia[56], la sélection alimentaire, commence lorsqu'elle est nourrisson, sa mère évitait les légumes fibreux pour la fabrication des purées. Lors de ses initiations alimentaires, des orientations diététiques énoncées par les pédiatres ont été suivies scrupuleusement par sa mère. Cette dernière explique : « *Il ne fallait pas que je mette de poireaux, pas des trucs avec des fils, pas de céleri* ». Dès les premières rencontres avec les légumes ou plutôt les végétaux, une certaine méfiance, un tri alimentaire, un programme culturel familial est réalisé, et cela bien avant la découverte de la maladie de Crohn.

Dans les végétaux, il y a ceux qui sont vraiment indigestes et quelques-uns, rares, qui peuvent apparaître dans les menus d'Alexia, nous confie sa mère. Les légumes sont ici conçus comme des objets contenant des fils, fibreux, agressifs, irritants, voire totalement indigestes. La représentation de ces aliments, communiquée par l'entourage familial ou médical à cette enfant, va provoquer un refus. Dans leurs récits, le classement des aliments pour les personnes touchées par la maladie de Crohn tra-

---

[56] Elle a 20 ans. Elle est en dernière année de BTS. Elle vit à la campagne chez ses parents. Son père est agriculteur. Sa maladie de Crohn est découverte depuis 1 an. *Op. cit.*

duit les goûts, l'ordre et le désordre qui sont culturels. Pour les malades, une diète particulière se transmet par leur environnement social (médecins, association de malades) afin qu'ils digèrent ce qu'ils ont dans leur assiette.

Dans notre travail de terrain, l'influence de la famille, de l'école, des amis sur la constitution de leurs connaissances sur l'alimentation pour « ne pas grossir », « grandir », « rester en forme », « bien digérer » « prendre des muscles », « maigrir » est un constat. Cela nous permet de souligner les influences multiples des communications entre le sujet et son environnement et l'importance des relations interpersonnelles. La décision qui détermine l'action « Manger, c'est pour la santé » prend sens à partir du moment où les acteurs lui accordent un intérêt. Cet intérêt peut-être stimulé par des événements inhabituels comme ici les douleurs digestives pour les personnes atteintes de la maladie de Crohn et donc une certaine méfiance à l'égard de tous les aliments.

La représentation négative, voire la peur de souffrir après l'incorporation d'aliments, fait qu'ils résistent facilement aux recommandations usuelles de leur environnement y compris aux conseils du PNNS. Pour eux, la nourriture doit être bonne à digérer ; c'est ainsi qu'elle sera bonne pour leur corps, leur santé. Ils sont rationnels dans leur manière de penser leur nourriture.

De la même façon, et selon le même schéma de pensée, nous pouvons considérer que lors d'une maladie cardiovasculaire, l'alimentation doit être bonne à manger si elle est bénéfique pour le cœur. Si la personne est atteinte d'un problème vasculaire d'ordre circulatoire, alors c'est une alimentation bonne à penser, si elle est bonne pour la circulation sanguine.

2.1.2. Des résistants libres

À travers les résistances alimentaires de nos interviewés, nous voyons qu'ils prennent soin de leur corps à leur manière. Alors que les hommes sont malades ou alors bien portants, ils restent (pour certains) des personnes libres de choisir leurs aliments. Et le PNNS ou d'autres messages sur l'alimentation bénéfique pour leur corps n'enlèvent pas la souveraineté que les personnes ont sur elles-mêmes et le choix qu'elles ont de suivre leur propre régime.

Pour abonder dans ce sens, nous complétons ces réflexions par des écrits d'Épictète rapportées par Olivier Razac (2006), qui montrent que c'est le jugement qui fait agir. Les personnes évaluent une situation et agissent.

> Si on fait agir sur moi la crainte de la mort, dit-il, on me contraint – Non ce n'est pas (toi) qu'on fait agir, c'est ton jugement, d'après lequel il vaut mieux accomplir telle ou telle action que mourir. Encore une fois c'est ton jugement qui t'a contraint, c'est-à-dire que ta personne morale s'est contrainte elle-même[57].

De cette façon, la résistance à une norme sociétale alimentaire peut-être vue comme l'expression d'un jugement personnel. Cette résistance est la conséquence d'un jugement négatif sur un aliment et nous entrons alors dans un univers totalement subjectif.

En effet, nous attachons dans cette configuration l'identité du sujet aux objets alimentaires qui l'entourent. Il apparaît alors que le résistant alimentaire est dans une crise identitaire. Si nous prenons l'exemple d'un musulman qui mange du porc, il est considéré par la société mu-

---

[57] Olivier Razac (2006, p. 57) cite Épictète, dans *Entretiens libres*, I à IV, p. 58.

sulmane comme un non-croyant ou une personne troublée mentalement. Parce que le jugement personnel est construit par son environnement social. Maintenant si nous nous plaçons toujours du point de vue de la société et que ce même musulman incorpore, à son insu, un lait gélifié contenant de la gélatine de porc, il n'est alors pas responsable de son acte. Et, dans ce contexte, il n'est pas jugé comme fautif par les autorités musulmanes.

Dans ce cadre, il n'est pas vu comme une personne étrange ni comme résistant aux règles sociétales. Il ne sera pas stigmatisé, car il respecte la norme religieuse. Par contre, dans la première situation, il est déviant et sera rejeté par la communauté musulmane. C'est dans cet exemple notre jugement qui nous pousse à agir. Le musulman juge son alimentation et la communauté musulmane aussi.

Nous avançons ici que les personnes résistantes peuvent progressivement être vues comme des déviants par leur société à partir du moment où l'information est transmise et connue. Ainsi, la condamnation pour déviances alimentaires peut-être prononcée si les savoirs sont diffusés et les personnes « éduquées ». Il existe ainsi une progression dans la résistance qui peut se lever ou à l'inverse s'ancrer dans une posture définitive.

2.1.3. Des résistants à éduquer

En matière d'alimentation, l'éducation est devenue une priorité du PNNS. Et cette éducation au « bien manger » est à débuter au plus tôt, dès l'enfance. L'idée de surveiller la santé des enfants à l'école apparaît dès la Révolution française[58], mais la médecine ne fera véritablement son entrée dans l'école qu'à partir de la IIIe République. En 1878, Jules Ferry demande la création d'une inspection médicale scolaire, elle sera instaurée uniquement pour la ville de Paris. Puis avant même l'école obligatoire (1881-1882), une circulaire du 14.11.1879 demande aux préfets l'organisation dans tous les départements d'un service de médecins inspecteurs pour tous les établissements publics. Ensuite, c'est dans le préambule de la constitution française de 1946 qu'il sera écrit que l'État « garantit à tous, notamment à l'enfant, à la mère et aux vieux travailleurs, la protection de la santé, la sécurité matérielle, le repos et les loisirs. » Avec l'état d'esprit qui suit cette période de libération de la France, après plusieurs années de guerre, l'école va devenir un espace où la santé publique va de plus en plus œuvrer. Un ensemble d'éléments va favoriser des actions de santé publique en direction des enfants. Le Dr Jean Sutter publie juste à la fin de la guerre « la cure des retards de croissance dus aux restrictions alimentaires », dans les *Cahiers de la Fondation française pour l'étude des problèmes humains*, le n° 4, en 1945. En effet, dès 1942, la Direction générale du service national des statistiques dans la zone sud montre, sur 25 000 enfants vivant en zone urbaine, que la diminution de poids chez les garçons commence à apparaître vers la 11e année, où elle atteint 2 kg (versus les données de 1938). Cette perte de poids augmente ensuite avec l'âge. Ces notes sont extraites du livre du Dr J. Sutter (1945).

Conjointement, une enquête menée, par le Comité national de l'enfance « souligne que l'année 1945 est tout à

[58] Un projet de décret déposé à la convention, affirme que « L'État doit surveiller la santé du corps tout en assurant le développement de l'esprit. »

fait comparable aux années les plus néfastes pour la santé des nourrissons », d'après Alain Norvez (1990).

Les stratégies de santé publique visent à agir pour tous, et à réduire les inégalités de santé. Aujourd'hui, la nutrition infantile est vue comme une priorité de santé publique, la circulaire de l'éducation nationale relative à la nutrition dans les écoles (BOEN[59] du 25 juin 2001) fait de l'alimentation équilibrée la condition d'un bon développement physique et mental des élèves. Elle renforce aussi le rôle de l'école dans l'apprentissage des connaissances en matière de nutrition et d'éducation au goût – et finalement, ne pas faire cette éducation à l'école reviendrait à considérer que les enfants ne sont pas des personnes autonomes capables de changer leurs préférences alimentaires (Reach, 2008).

L'éducation à la santé a pour objectif de faire connaître un comportement alimentaire à risque qui peut conduire à l'obésité (l'éducation sert la prévention primaire). Elle présente les complications que ces conduites peuvent engendrer et l'IMC est un indicateur largement diffusé. Le régime alimentaire joue un rôle sur la santé et des décisions à suivre sont suggérées dans le cas d'écart. Les effets indésirables sont aussi énoncés. L'ensemble concourt à produire des normes de régime alimentaire, des normes de santé.

2.1.4. La création de normes de santé

Il existe des conditions favorables aujourd'hui à l'émergence de cette fabrication de conseils nutritionnels,

[59] *BOEN* : *Bulletin officiel de l'éducation nationale.*

au premier rang desquels figure le PNNS. Cependant les stratégies de santé publique visent à agir pour tous, et à réduire les inégalités de santé.

Pour comprendre cette fabrication de normes alimentaires, nous relisons les propos de Michel Foucault rapportés par Roland Gori :

> Les pratiques discursives ne sont pas purement et simplement des modes de fabrication de discours. Elles prennent corps dans des ensembles techniques, dans des institutions, dans des schémas de comportement, dans des types de transmission et de diffusion, dans des formes pédagogiques qui à la fois les imposent et les maintiennent. (Gori, 2007)

Dans cette fabrication de normes concernant l'alimentation bénéfique pour la santé, un écueil peut surgir, celui de la stigmatisation des individus. Le risque est aussi dans l'interprétation, en raison du risque d'obésité ou d'ostéoporose, dans le sens d'une peur permanente de la maladie par l'incorporation alimentaire. Dans la réalité, nous avons rencontré des personnes qui, dans nos entretiens, nous révélaient que leurs journées alimentaires sont douloureuses.

Pour ne pas stigmatiser les personnes touchées par des troubles du comportement alimentaire, nous souhaitons avec une approche phénoménologique suspendre tout jugement. « Pour accepter de recevoir en plein visage la phénoménalité brutale de la douleur qui se dit et se vit » (Tammam, 2007, p. 9) dans les témoignages que nous avons recueillis. Certains ont un handicap même si celui-ci n'est pas visible, comme les personnes touchées par la maladie de Crohn. Nous abordons quelques portraits de transgresseurs, voire de personnes dont les actes alimentaires sont considérés comme déviants.

2.2. DES TRANSGRESSEURS, DES DÉVIANTS, MANGER ENTRE DOULEURS ET PLAISIRS

Dans les actes alimentaires, certains individus sont officiellement classés par la nosologie médicale comme des déviants et répertoriés comme tels. Dans ce cas, nous avons rencontré Clara. Bien qu'elle appartienne à notre groupe de bien portants, elle révèle dans son interview qu'elle est boulimique et nous explique ses restrictions alimentaires concomitantes.

2.2.1. La boulimie, une transgression invisible de la norme

Son trouble du comportement alimentaire se manifeste par des accès de suralimentation suivis d'un contrôle de poids lié à des préoccupations corporelles.

Dans ses actes pour contrôler son poids, par crainte de grossir, les vomissements sont le moyen le plus fréquemment utilisé, mais Clara, elle, ne les utilise pas. Clara jeûne. La culpabilité de l'accès boulimique, et la prise de poids qui peut-être vue comme un péché de gourmandise lié à la jouissance corporelle ou une perte de self-control, amène aussi d'autres stratégies de compensation. La stratégie de Clara est une diète restrictive ou le jeûne. Elle ne fait pas d'exercices physiques intensifs et ne recourt pas à l'usage de laxatifs ou de diurétiques, par contre elle fume environ 5 cigarettes par jour pour se couper la faim.

Son image corporelle ne la satisfait pas et elle montre une obsession pour son poids et son aspect corporel : la peur de grossir est toujours là. Son IMC calculé lors de notre interview s'élève à 17, elle se trouve donc à un stade de dénutrition.

La boulimie est qualifiée de toxicomanie alimentaire (Masdoua, 2008). Elle révèle le regard social occidental sur le corps des femmes avec l'injonction du contrôle de soi et l'importance du paraître corporel. Celui-ci conduisant l'être jusqu'au « désordre » alimentaire matérialisant une quête éperdue identitaire.

Nous écoutons chez Clara le stress permanent du contrôle du poids et de son assiette. Une jeune mère avec deux enfants en bas âge, âgée de 28 ans. Elle est vendeuse dans un magasin de vêtements pour enfants. Elle ne veut pas grossir et martyrise son corps avec la restriction alimentaire qu'elle s'impose. « La douleur n'appelle pas l'expression du langage, mais elle étouffe *a priori* le désir de dire, le désir de nommer » (Tammam, 2007, p. 21). À aucun moment elle ne précisera ses crises d'accès à la nourriture, elle dira juste qu'elle est boulimique et qu'elle va chez une psychologue pour cette raison.

Elle parlera de ses contrôles et de ses restrictions alimentaires ; cela lui procure une certaine fierté de maîtriser sa faim.

Dans une approche métapsychologique, Martine Fabbri aborde la boulimie par des modèles de mélancolie et de masochisme. Les pulsions de vie guidées par Éros se dessinent dans l'acte irrépressible de manger et les pulsions masochistes entraînées par Thanatos viennent détruire l'être par des purges ou des comportements compensatoires. Chez Clara, ce sont des périodes d'anorexie qui illustrent sa conduite.

Quand les injonctions sociales alimentaires deviennent une règle de vie, elles peuvent conduire à des troubles alimentaires. En France, A. Hubert, en 2003, rapporte le discours social sur le corset immatériel de minceur imposé aux femmes. La boulimie signe la révolte (ou une forme de désespoir) contre cette contention, face à un appétit placé sous contrôle permanent surtout lors des crises.

La nette prévalence en 2010 de la boulimie chez la femme (en France, la proportion est de 9 femmes pour un homme) en fait un lieu privilégié d'interrogation sur la problématique de la femme et de son corps. Dans le contexte socioculturel occidental, Kim Chernin en 1982, évoquait l'obsession, la tyrannie de la minceur, une conspiration culturelle pour empêcher les femmes d'épanouir leur appétit, leur corps et, en fait, leur pouvoir.

En 2015 une note de cadrage de l'HAS sur la boulimie et l'hyperphagie boulimique mentionne qu'il existe peu de données épidémiologiques en France. En population générale l'incidence de la boulimie est de l'ordre de 200 pour 100 000 personnes avec un pic entre 16 et 20 ans.

Les questions sur le fait que les garçons sont moins touchés par la boulimie demeurent. Dans notre travail sur le terrain, nous avons rencontré trois femmes qui souffraient de boulimie (sur 56 femmes interviewées) et aucun homme.

Sont-ils moins soumis à la dictature d'un modèle corporel ? Leur éducation les rend-elle indépendants du regard d'autrui ?

La boulimie et la personne touchée par la boulimie posent une question fondamentale : comment la femme peut-elle prendre corps aujourd'hui ?

La boulimie montre les paradoxes de la société occidentale où l'on demande à un mangeur de limiter sa consommation alimentaire et en même temps on lui offre un accès à une abondance alimentaire illimitée.

La société actuelle offre de nombreux régimes alimentaires où des modèles corporels sont valorisés, au nom de la liberté individuelle ou du développement économique. En même temps, elle récolte la marginalisation, la violence et l'inégalité alimentaire. La personne boulimique vit en marge de la norme alimentaire alors que son corps est dans les standards idéalisés. En fait, dans la dictature du corps mince se retrouvent la stigmatisation et la violence à l'égard des gros et parallèlement des mangeurs ni gros et ni maigres qui se sous-alimentent.

La boulimie n'est pas de nos jours facilement détectée, en raison du poids corporel apparent, qui souvent est normal, et des crises qui sont réalisées habituellement en cachette. D'ailleurs les 3 femmes boulimiques que nous avons rencontrées sont issues de notre groupe témoins de « bien portants ». H. Bruch nomme les personnes boulimiques des obèses « maigres ». Malgré les apparences physiques, ces obèses « maigres » sont en permanence dans une attitude d'amaigrissement chronique et échappent au diagnostic par leur corps svelte, idéal contemporain.

Clara a 28 ans, elle vit en concubinage en périphérie de Strasbourg. Elle est mère de 2 enfants, âgés respectivement de 6 ans pour son garçon et de 3 ans pour sa fille. Sa mère est assistante de vie et souffre d'alcoolisme depuis presque 20 ans. Son père est cuisinier et travaille dans un hôpital. Elle nous parle de façon « décousue » de son alimentation. Dans l'interview, elle nous apprend brutalement qu'à 18 ans, sa mère arrêta de lui imposer ses repas, des moments où elle pouvait rester 6 heures devant son assiette à la regarder. *« Dans la cuisine, je prenais les aliments et je les jetais derrière le buffet, jusqu'au jour où elle a fait le ménage à fond et qu'elle a vu »*. Un grand silence s'installe.

À la maison, c'est sa mère qui dirige. Il semble que les conflits sont un élément du quotidien et qu'ils se cristallisent sur le repas.

Clara suit des études jusqu'à un baccalauréat professionnel sur l'hygiène et l'environnement. En fait, le but qu'elle poursuivait derrière cette formation était de devenir, un jour, infirmière. *« Avec, je pouvais être agent des services hospitaliers pour passer le concours d'aide soignant et devenir infirmière. »*

Mais suite à un stage décevant chez les égoutiers, elle s'interroge sur les débouchés de sa formation. *« Qu'est-ce que je fous dans ce truc ? C'est vraiment une grosse merde ce bac pro. »* Elle échoue à son baccalauréat et rencontre à cette période son futur concubin, chez qui elle emménage. Quelques mois plus tard, elle est enceinte du premier enfant.

Lors de notre interview, en novembre 2007, elle ne parle plus à sa mère depuis 2 ans.

Dans son nouvel environnement, elle a retrouvé une amie d'enfance et veut lui ressembler physiquement. Cette amie est infirmière et elle rêve de lui ressembler.

Physiquement, cette amie est plus mince qu'elle. En quête de nouvelles apparences, elle veut maigrir. À 28 ans, elle veut se débarrasser d'un poids alors qu'elle a un IMC « normal ».

Dans la surveillance obsessionnelle de son poids, elle désire façonner son corps et le maîtriser. Elle souhaite se réapproprier son corps, sa chair, face à son passé alimentaire et à sa bouche forcée par sa mère. De ses refus alimentaires répétés, cette peur, aujourd'hui présente, l'amène à une surveillance alimentaire et elle dit : *« Je suis boulimique. »*

Continuant sur le répertoire des troubles du comportement alimentaire, nous abordons une maladie très répandue médiatiquement : l'obésité. Les troubles du comportement alimentaire interpellent nos sociétés occidentales de multiples façons et sont de plus en plus médiatisés. Ils sollicitent plus particulièrement le médecin, pour qui ils sont le reflet d'un trouble de la personnalité et non un trouble de l'alimentation (Vaissière M., 2004). Si Hilde de Bruch nomme la personne boulimique « l'obèse maigre », nous allons maintenant examiner les interviews des personnes obèses et dont la corpulence est visible.

2.2.2. L'obésité, une transgression visible de la norme

Nous dresserons le portrait de deux personnes qui appartiennent à notre groupe de « bien portants ». Ce sont des hommes dont l'IMC calculé et l'apparence corporelle nous montrent qu'ils sont obèses. S'ils appartiennent tous deux à notre groupe de bien portants, c'est que leur environnement social les considère comme tels. Même si l'OMS qualifie l'obésité comme une maladie. Nous rapportons les discours et ne cherchons pas à classer les personnes par leur IMC. Tant que le diagnostic d'obésité n'a pas été posé, nous les considérerons comme des sujets bien portants.

L'un d'eux n'a pas conscience de son obésité et son corps gros est valorisé au sein de sa famille, dans son groupe social d'appartenance. L'autre, à l'opposé, est dans le déni et la douleur. Il doit consulter à l'hôpital pour effectuer un bilan de santé, cependant il ne trouve pas le temps pour s'y rendre.

Nous commencerons par celui qui nie, Pierre, qui dirigeait un restaurant à Amiens en centre-ville.

2.2.2.1. Pierre, « l'épicurien »

Pierre a 38 ans et est marié. Il a un fils âgé de 5 ans et demi.

Il a obtenu un bac technique F3 et à la suite se lance dans différents petits métiers, à la Bourse de Paris, entre autres. Ensuite, il poursuit sa carrière comme agent de sécurité dans une boîte de nuit et il devient progressivement associé, puis patron d'un restaurant en centre-ville à Amiens. Sa manière de manger est anomique : *« J'aime tout. Je suis plutôt gourmet que gourmand [...] Il n'y a pas des choses que je n'aime pas et je ne mange jamais à la même heure, un coup à 11 heures, un coup à 15 heures [...] je suis complètement déréglé. »*

Il explique ses contraintes de restaurateur, car son chef ou son commis de cuisine l'appellent régulièrement pour déguster et vérifier la qualité des préparations. *« Vous avez un chef de cuisine qui vous dit tiens, on a fait cela, vous voulez goûter cela ? Une petite sauce, un dessert, dans un métier de bouche, ce n'est pas facile de ne pas goûter. »*

Parce que Pierre est restaurateur, il est obligé de prendre aussi des apéritifs avec ses clients. Il nous montre dans ces propos qu'il existe ainsi des obligations pesant sur l'individu qui sont liées au rôle à tenir dans son espace socioprofessionnel.

Dans son rapport à la nourriture, il déclare que son alimentation est plus ou moins saine, selon les moments, les circonstances. *« Je bois rarement du vin. J'essaye d'avoir une alimentation saine et je ne fume pas, donc je ne brûle pas de calories, je pense que cela coupe l'appétit. »* Parce qu'il ne fume pas, il ne brûle pas de calories, ce qui contribue pour lui à son embonpoint.

Il dit qu'aujourd'hui il a une masse importante et pèse plus de 130 kg. Il est massif et déclare : *« Je suis en pleine santé et je cours bien, cela va bien. »*

Pour lui, c'est se démener dans son restaurant tous les jours, comme il le fait aujourd'hui, qui est important. Il pense être en bonne santé parce qu'il gère en toute autonomie son restaurant.

Il ajoute *« J'ai un cœur qui va bien. »* Est-ce que vous vous surveillez ? *« Oui, j'essaye de faire attention, car je sais que j'ai une tendance à prendre facilement du poids, j'essaye de faire gaffe quand même pas trop d'alcool, pas trop de vin. »*

Il pense qu'il a un dérèglement hormonal et serait prêt à suivre une alimentation saine avec du poisson cuit à la vapeur, du potage et des légumes, parce qu'il aime véritablement tout. Car il le reconnaît lui-même, il mange mal et dort peu, mais il semble heureux ainsi.

Finalement, Pierre a sa philosophie, sa façon de mener sa vie, qu'il exprime dans sa manière de se nourrir. *« Je suis épicurien en tout, est-ce une philosophie ? Oui, aussi, on ne vit qu'une fois. »*

Il convient à la fin de notre entretien qu'il est fatigué. Il doit se rendre à l'hôpital pour ses problèmes d'apnée du sommeil *« pour étudier et peut-être trouver une solution, car avec cela, je ne me repose pas non plus. »*

Pierre a toujours été fort et il souligne que cela lui a servi dans le passé, notamment lorsqu'il était agent de sécurité. Aujourd'hui encore, avec son physique, il rassure aussi son jeune fils qui vient se blottir auprès de son papa *« confortable »*. Le seul souci concerne son sommeil et ses phases d'endormissement impérieuses, où il ne peut plus rester concentré sur ses activités. Pierre voit son sommeil perturbé, mais ne se plaint pas de son obésité.

Chokri, notre deuxième interviewé, est plus jeune que Pierre et vit à sa manière son obésité, qui est vue uniquement, semble-t-il, par son médecin.

2.2.2.2. Chokri, « le bienheureux »

Chokri a 22 ans, il est en 2e année de BTS génie électronique, habite chez ses parents à la périphérie d'Amiens dans un petit pavillon.

Chokri est obèse, avec un IMC calculé à 32 au moment de notre entretien. Lorsqu'il avait 17 ans, son IMC était à 38. Il dit qu'il a toujours été rond et que ce sont les corticoïdes donnés pour son asthme qui sont responsables. C'est seulement vers l'âge de 16 voire 17 ans qu'il considère qu'il a été gros. Mais *« avec le sport à fond cela a diminué un peu »*.

Il rit de son régime alimentaire, qui est à l'opposé des recommandations de son médecin. Ce dernier lui conseille de manger le matin et de dîner léger. *« Le matin je ne mange rien et le midi je mange "normal" et comme le soir, maman elle fait des plats, alors je mange, donc voilà. »*

C'est l'inverse des conseils de son médecin et il convient de cela. Chez lui, sa mère cuisine un bon repas le soir et de ce fait il jouit d'un dîner copieux. De plus, il ne peut rien digérer le matin, et avale seulement un jus d'orange. Il agit ainsi depuis l'école primaire. Il est réglé et est heureux ainsi.

Son père est tunisien et ne le réprimande pas sur son alimentation sa mère non plus. Seul le médecin voit cette obésité.

Étudiant et vivant toujours chez ses parents, il est dépendant d'eux vis-à-vis de sa nourriture. Manger sainement, c'est d'après lui ce qu'il fait. Il ne lui viendrait pas à l'idée que ses parents, au travers des repas préparés par sa mère, pourraient nuire à sa santé. Ce qu'il incorpore ? Son alimentation ? Elle dérive du modèle social alimentaire, transmise par son groupe familial. Sa manière de manger, son corps enveloppé, correspond aux valeurs esthétiques dominantes de sa famille. Dans l'entourage de Chokri, seul le médecin lui donne des conseils sur la manière de réaliser une alimentation équilibrée répartie avec un dîner léger le soir et un petit-déjeuner copieux, le matin. Mais il ne peut suivre ces règles, en raison des habitudes alimentaires et culinaires de ses parents.

Son intention est de continuer à exister comme il est. Il plaît à sa petite amie aussi. Son père, chef de chantier, le pousse dans ses études, afin qu'il réussisse mieux que lui sa vie professionnelle. Chokri souhaite satisfaire son père sur ce plan. Ainsi va-t-il présenter des dossiers pour poursuivre son cursus postBTS et attend-il avec impatience les réponses des écoles d'ingénieurs. Il a du plaisir à vivre et à manger et ses parents sont heureux de le voir croquer la vie. Pour lui, rester en bonne santé, c'est prendre soin de lui et il a son opinion personnelle sur ce soin corporel.

Pour rester en bonne santé, il faut prendre soin de soi-même, tout ce qui est hygiène, nutrition. Hygiène, il faut bien se laver que cela soit les oreilles, la bouche, le nez. Nettoyer 2 fois par jour. La nutrition, ce n'est pas ne pas manger à n'importe quel moment de la journée, cela, je ne pourrais pas et manger équilibré quoi.

Il sait d'emblée qu'il ne peut pas suivre les recommandations nutritionnelles et celles-ci dans ses propos semblent lointaines, voire abstraites. Dans sa réalité, il est satisfait et heureux comme il est.

Dans la transgression des règles alimentaires sociales, le sujet entrevoit des stratégies pour échapper à ces contraintes alimentaires, c'est ce que nous démontre la femme boulimique. Le sujet développe aussi des stratégies pour s'en accommoder, c'est ce que nous indique ce restaurateur obèse avec ses excès alimentaires professionnels, culturellement obligatoires. Quant à Chokri, vivant dans son cocon familial avec tout l'amour dont ses parents l'entourent, il n'y a que son médecin qui s'inquiète de cette obésité qui ne l'affecte pas. Pour Chokri, son obésité n'est pas une maladie. Par contre, Clara souffre de son rapport à l'alimentation. Clara est une personne fragilisée, vulnérable, tout comme Pierre, qui avoue sa fatigue.

De cette façon, nous voyons que dans les représentations individuelles de l'alimentation saine (ou à l'opposé, toxique) se joue une question d'autonomie ou de dépendance de la personne à l'égard de sa nourriture. La femme boulimique, Clara, ne contrôle pas cette crise survenant sur le plan alimentaire parce qu'elle voudrait rester mince et ne pas manger.

2.3. DES CONFORMISTES À LA NORME ALIMENTAIRE SOCIALE

Les mangeurs dans les normes.

Tous ou presque tous, nous disent qu'ils mangent *« normal »*. C'est quand nous leur demandons de pénétrer plus dans les détails et qu'au fil de l'entretien la parole se libère que nous entrons dans le monde alimentaire des personnes.

Nous citerons ici donc les personnes qui disent se conformer aux normes alimentaires reconnues en France contemporaine ; manger moins sucré, ne pas grignoter et augmenter sa consommation de fruits et légumes.

Cependant, cela rappelle des portraits de mangeurs, mis aux régimes par leur société. Tout le monde ne se révolte pas et ne refuse pas le régime alimentaire de sa société. Dans la réalité, le groupe social d'appartenance influence et insiste sur l'intégration des valeurs dominantes du groupe. Nous avons rencontré ces conformistes aux normes alimentaires sociales contemporaines.

2.3.1. L'arrêt du grignotage et la limitation des produits sucrés

C'est la maman de Cécilia[60] qui nous raconte l'histoire de sa fille. À 13 ans, Cécilia veut maigrir pour sa silhouette et suit des conseils sur une alimentation saine. Elle arrête de grignoter des bonbons : *« Des bonbons que tu avais en 6e et ensuite en 4e, tu as décidé de faire attention à ta ligne et à ce moment-là, à 19 heures, il fallait que tu aies une assiette de soupe avec deux louches et parce que tu avais zappé le goûter et cela a quand même porté des fruits sur ta ligne*[61]. »

[60] Cécilia est depuis 2002 touchée par une maladie de Crohn. *Op. cit.*

[61] Cécilia a 20 ans. Elle est étudiante et est actuellement à un niveau d'études bac + 3. L'année de découverte de sa maladie de Crohn est 2002. Elle ne pratique aucune activité sportive. *Op. cit.*

C'est ainsi, en arrêtant le grignotage et à l'aide d'une soupe préparée par sa mère, que Cécilia va évoluer vers des habitudes alimentaires nouvelles.

2.3.2. L'augmentation de la consommation de fruits et légumes

Les légumes sont présents fréquemment dans la semaine, conformément aux recommandations politiques diffusées par les PNNS. Nous pouvons l'entendre aussi bien chez des malades que chez des témoins bien portants :

« On alternait, disons qu'on prenait des féculents 2 à 3 fois par semaine et le reste du temps c'était des légumes », nous raconte Julien[62].

Nous constatons que chez les malades, manger des légumes régulièrement est, dans leurs pratiques, tout à fait admis. Du côté de notre groupe de bien portants, les règles sociales alimentaires sont intégrées pareillement. Le grignotage est également proscrit. Cela passe même, pour l'un d'entre eux, par l'absence de goûter, car ce n'est pas inscrit dans ses habitudes. *« Jamais, jamais. Pas de grignotage le matin ni l'après-midi »,* nous dit Pascal[63].

Puis nous retrouvons des pratiques modifiées avec l'augmentation de la consommation de fruits et légumes à une période particulière, celle où la femme est enceinte.

---

[62] Julien a une maladie de Crohn découverte en 2002. Il est âgé de 21 ans. Son niveau d'études est bac+ 3 et il poursuit toujours ses études en droit. Il ne pratique plus de sports.

[63] Pascal a 35 ans. Il est praticien hospitalier. Ses loisirs sont : le golf, les promenades, le vélo, les expositions. Il pratique moins d'une heure de sports par semaine, *op. cit.*

C'est un moment propice aux évolutions alimentaires pour manger plus sainement.

Ne pas manger trop sucré et penser à augmenter sa consommation de fruits, voilà ce que notre interviewée Élisabeth, enceinte de quelques semaines, met en pratique, respectant les conseils de sa gynécologue.

« Je poursuis ce qu'elle me dit. Je ne mange pas de trucs sucrés, style Danette®, je ne mange pas ! Mais je mange des yaourts nature ou aux fruits ou bios, des trucs allégés. Le fruit, je le mange en ce moment, et le matin, et l'après-midi[64] », nous explique-t-elle avec fierté. En effet, auparavant elle ne portait pas autant d'attention à son alimentation. C'est véritablement depuis qu'elle est enceinte qu'elle prend soin d'elle au travers de son régime alimentaire.

Ces discours sont cependant relativement faciles à intégrer pour les personnes comme Élisabeth qui ont acquis des rituels alimentaires dans l'enfance. Dans des périodes de changement comme la grossesse, une nouvelle cohabitation, un emménagement en couple, ils sont ouverts à la diversité alimentaire.

Dans des conditions de grossesse par exemple, toutes les informations et communications sur l'alimentation dite bénéfique pour la santé de maman et du bébé sont répertoriées et analysées.

Si nous revenons à l'histoire de Cécilia, à l'âge de 13 ans, c'est en classe de 4e, quand son corps change et qu'elle désire séduire, qu'elle va suivre son premier régime. Dans ce contexte d'évolution corporelle, elle modi-

---

[64] Élisabeth a 28 ans, elle est hôtesse d'accueil après des études suivies jusqu'au niveau du baccalauréat. Elle ne pratique pas de sports et ses loisirs sont la brocante. Elle vit à Toulouse en périphérie avec son concubin. Op.-Cit.

fie elle-même son répertoire alimentaire. Nous voyons clairement se dessiner des moments plus particuliers propices pour les changements de régime : la puberté et la grossesse.

Néanmoins tout le monde ne reçoit pas dans son environnement les apprentissages alimentaires aussi facilement. Nietzsche, lui-même, alors qu'il théorise sur la diététique, ne mettra jamais en pratique cette vertu rêvée. Michel Onfray (1989, p. 148-149) nous raconte que la rhétorique nietzschéenne de la nutrition est une esthétique de la liaison harmonieuse entre le réel et soi, mais une esthétique rêvée. Il expose la pratique diététique du philosophe :

> En 1877, son programme alimentaire était le suivant : « Midi : bouillon Liebig, un quart de cuillère à thé avant le repas. Deux sandwichs au jambon et un œuf. Six, huit noix avec du pain. Deux pommes. Deux morceaux de gingembre. Deux biscuits. Soir : un œuf avec du pain. Cinq noix. Lait sucré avec une biscotte ou trois biscuits. » (Onfray, 1989, p. 143)

Si les cultures sont différentes, nous voyons que certaines personnes refusent les normes sociales actuelles.

3. Des refus de la norme alimentaire sociale

De tout temps, et à tous les âges de la vie et dans toutes les cultures, les humains refusent ou s'interdisent des nourritures pourtant comestibles[65].

Même si leurs logiques ne sont pas toujours compréhensibles, il nous est possible de regarder, grâce aux récits de vies, comment nos interviewés organisent leurs pratiques pour déjouer ces normes alimentaires sociales qu'ils ne veulent ou ne peuvent pas mettre en œuvre.

Quelles stratégies pour s'adapter aux normes sociales exo prescriptives ?

Comment ont-ils joué dans les situations alimentaires ? Certains refus sont mitigés. Comment vont-ils, dans ce cas, modifier leur comportement alimentaire pour composer avec ces normes ?

Une des conduites rencontrées chez les personnes qualifiées de « difficiles » dès leur enfance est qu'ils ne mangent pas ou très peu à la cantine scolaire. Ils restent déjeuner chez eux le plus longtemps possible. Il est visible que les parents et la famille prennent une distance vis-à-vis du fait de faire déjeuner le midi, à la cantine, leur enfant. Néanmoins, cette alternative est envisageable lorsque les

---

[65] Les règles des interdits dans les diverses religions contemporaines le prouvent.

deux parents ne travaillent pas ou quand les revenus sont suffisants pour rémunérer « une bonne » qui, le midi, s'occupe de préparer le déjeuner des enfants.

Manger chez soi permet effectivement de choisir ce que l'on veut à l'écart de tous ou de rester dans le « cocon alimentaire » de la famille. Manger 5 fruits et légumes n'est pas, dans la réalité rencontrée, un devoir familial, c'est une obligation extérieure sociétale récente. Puisque la mère tient ce rôle de cuisinière[66], elle tend vers l'enfant la préparation qu'elle pense bonne à manger pour lui. Elle met en scène, par des gestes rituels, un monde alimentaire unique ; sans doute un rempart ultime à son intégrité intime à la fois corporelle et spirituelle. La mère est une protectrice du corps réel et imaginaire de l'enfant.

3.1. La mère, le rempart social

Pour un certain nombre de personnes atteintes de la maladie de Crohn, il ressort que dans leur enfance, ils étaient des enfants difficiles au moment des repas. De sorte que leur mère finissait par leur confectionner un menu spécial. C'est quelquefois la maman qui nous le raconte ou encore la sœur.

Charles[67] nous confie que son alimentation ne l'intéressait pas. De ce fait, pour son entourage, c'est un véritable casse-tête parce que son menu, c'était toujours la même chose !

---

[66] Elle transmet la culture culinaire.

[67] Charles est âgé de 18 ans, il va au lycée. L'année de découverte de sa maladie de Crohn est 2001. Il pratique une heure de sport par semaine. *Op. cit.*

Jusqu'à ce que l'on me traite (pour) la maladie, je mangeais parce qu'il fallait manger. C'était à l'heure des repas. Bon, si jamais on ne m'avait pas appelé, je n'aurai pas mangé, cela n'aurait pas été difficile. Entre une bonne bande dessinée et manger j'aurais préféré une bonne BD. Manger, ce n'était pas pour moi.

Il semble que l'intérêt et les goûts de Charles se situent ailleurs.

De son point de vue, cela est simple, mais pour la mère, voire les mères, la vision est autre.

La mère de Corentin[68] nous raconte :

Mais c'est vrai qu'enfant, on a eu des soucis. Il était assez menu, c'est quelqu'un qui ne mangeait pas beaucoup. Il fallait le solliciter pour manger.

C'était un jeu, il fallait le divertir pour manger. Autrement il s'asseyait à table avec nous. Parce qu'ici (chez eux dans le Gers) il y a des parents qui s'en fichent, chacun fait son menu.

Nous, non, on s'organise que chacun soit à table, à l'heure, c'est tout le monde en même temps et pas les uns après les autres... Et Corentin s'asseyait, mais c'est qu'il n'avait pas d'appétit et il picorait. Oui, quand on regarde ta courbe de poids sur le carnet de santé...

En conséquence, des mères choisissent des morceaux de viande spécifiques parce qu'il faut que l'enfant mange. C'est le cas de la maman de Corentin qui lui proposait du filet mignon parce que le gras, il ne le supportait pas.

---

[68] Corentin a 22 ans. Il est étudiant et après une licence envisage de passer le concours de professeur des écoles. Sa maladie de Crohn est découverte en 2001. Il pratique de 2 à 5 heures de sport par semaine. *Op. cit.*

C'était la même attitude que la mère de Mathieu avait choisie. Elle préparait une assiette spécifique à son fils.

Mathieu présentait certains dégoûts et des refus.

À cette époque il ne mangeait que du *steak* haché et des pâtes, de temps en temps du poulet, mais pas de légumes.

« Oui tout à fait. Même si cela ne s'explique pas rationnellement. » Et jusqu'en seconde, il rentrera déjeuner chez lui le midi.

« Oui, Mathieu, il a son plat rien que pour lui, parce qu'il n'aime rien et puis bon, là c'est pour moi[69] », nous raconte Mathieu.

La mère joue le rôle de gardienne de leur corps, que l'enfant soit malade ou pas. Elle trie les aliments bénéfiques pour eux et ils en ont conscience. Elle régule leur alimentation.

« Sur l'alimentation, quand je mangeais chez ma mère, c'était bien sinon ici (chez lui), c'est catastrophique », nous avoue Jules[70], qui appartient à notre groupe de bien portants et vit seul. Même s'il ne décrit pas ses désordres alimentaires, nous saisissons que cette manière de manger n'est pas socialement correcte et donc il ne s'en vantera pas.

L'autre stratégie perçue grâce aux entretiens est celle de la communication alimentaire sur la toxicité. Que ce soit l'alimentation ou les aliments qui sont perçus comme toxiques, il ressort que cette peur de l'empoisonnement mobilise et légitime toutes leurs réticences.

---

[69] Mathieu a 29 ans. Il est chercheur et vit en concubinage. Il fait 2 heures de sport par semaine. Le diagnostic de sa maladie de Crohn est effectué en 2003. Ses loisirs sont les voyages et la montagne.

[70] Jules a 34 ans. Il tient avec son frère un commerce de photos après avoir obtenu un BTS à Bordeaux. Il ne pratique aucun sport. Il appartient au groupe de bien-portants.

3.2. DES HISTOIRES PERSONNELLES, UNE LÉGITIMATION SOCIALE

Nous ne sommes pas dans des contes et légendes et pourtant les histoires qu'ils nous rapportent sur les effets bénéfiques ou maléfiques des aliments ou de certaines conduites sur leur santé y ressemblent fortement.

Le risque perçu par quelques interviewés sur la consommation des aliments qui pourtant sont socialement recommandés est quelquefois argumenté. Leurs discours sont alors à l'inverse du sens communément admis par tous. Ce sont des histoires personnelles ou encore des récits d'expériences, qui nous sont rapportés. La cause invoquée pour ne pas manger est celle d'aliments toxiques, pollués. Il peut aussi s'agir de comportements qui sont vus comme à risques par nos interviewés.

3.2.1. Les pesticides des fruits et légumes

En raison de son dégoût des fruits, dans ses expériences alimentaires, il ne peut pas les manger, c'est infaisable. Jean[71] justifie son attitude par le traitement agricole et l'usage des produits phytosanitaires jugés toxiques. Selon lui, ces aliments sont rendus impropres à la consommation. Les fruits et légumes sont commercialisés certes, mais sont, de son point de vue, immangeables.

Des fruits et des légumes à éviter ? Selon Jean, ils sont dorénavant arrosés de pesticides ! Ce qui peut surprendre, c'est que Jean ne recherche pas des produits issus de

---

[71] Interview de Jean, célibataire ; il est âgé de 38 ans. Il est ouvrier agricole, et est au chômage. Quand je l'interviewe, il vit dans le Sud-Ouest. Ses loisirs sont la pêche et le jardinage. Il n'aimait pas le foot. Il est touché par la maladie de Crohn.

l'agriculture biologique comme d'autres peuvent le faire. Est-ce l'information faible ou sa méconnaissance de ces produits en 2005 quand nous l'interrogeons ? A-t-il été sensibilisé par les messages du PNNS ?

L'utilisation de pesticides a été croissante après la Seconde Guerre mondiale où ces produits ont été largement utilisés pour satisfaire les besoins alimentaires d'une population qui sortait d'une période de pénurie. Elle a cependant été rapidement contestée. Depuis, des recommandations de bonne utilisation des pesticides sont diffusées au niveau européen, eu égard aux risques qu'ils font peser sur la santé humaine. Les organisations gouvernementales semblent prendre ces risques au sérieux, car un plan interministériel des risques liés aux pesticides impliquant les ministères de la Consommation, de la Santé, de l'Agriculture et de l'Écologie a été lancé depuis 2006. Cette question de la consommation de fruits et de légumes contenant des pesticides reste controversée. Si des organismes chargés de la promotion des fruits et légumes pour la santé imposent de ne pas tenir compte de cet apport, certains chercheurs restent plutôt réservés sur la question[72]. Aujourd'hui le plan Phyto2 publié le 10 avril 2019 recommande de réduire les usages des produits phytopharmaceutiques de 50 % d'ici 2025.

[72] Pour plus de détails, voir le rapport sur le débat réalisé dans le cadre du Plateau du J'GO co-organisé le 4 juin 2007 par la Mission agrobiosciences. Le thème est : « Pesticides et alimentation : la santé maltraitée ? » Une chronique de Sylvie Berthier de la Mission agrobiosciences.

3.2.2. Les produits désherbants sont-ils dans nos assiettes ?

Les personnes atteintes par la maladie de Crohn comme leur entourage cherchent une étiologie à leur maladie. Étant donné que le tube digestif est l'organe principalement touché et parce qu'il est en contact avec les aliments, ils vont plutôt prêter attention aux risques alimentaires. La mère d'Alexia[73], qui surveille de très près l'alimentation de sa fille et cela depuis sa naissance, s'interroge sur les produits désherbants. Son mari est agriculteur et ils vivent à la campagne avec Alexia leur fille unique.

Sa mère dit *« À la campagne il y a des produits désherbants. Est-ce que cela ne serait pas toxique ? »* Les produits désherbants se retrouveraient dans nos assiettes au travers des aliments qui sont issus de l'agriculture utilisant ces produits ? Les doutes qu'émet la mère d'Alexia peuvent renforcer encore les dégoûts de sa fille qui mange très peu.

Dans les aliments dits sains, la classification est dépendante de leur expérience personnelle et si pour Alexia la viande rouge est refusée, pour d'autres, c'est la viande blanche qui leur apparaît néfaste. C'est dans cette histoire racontée par Mathieu[74] que nous constatons les représentations sur l'aliment (et non l'aliment lui-même), qui sont considérées comme toxique.

---

[73] Alexia a 20 ans. Elle est étudiante. Ses loisirs sont le piano, la musique, la lecture. Elle ne pratique aucun sport. Elle est en deuxième année de BTS. La découverte de sa maladie de Crohn remonte à 2001. Son IMC est à 15 quand nous l'interviewons, c'est-à-dire qu'elle se situe dans la classification nutritionnelle des personnes dénutries.

[74] Mathieu a 29 ans. Il est chercheur et vit en concubinage. Il est touché par la maladie de Crohn depuis 2003.

3.2.3. Les aliments premiers prix garantissent-ils une qualité alimentaire suffisante ?

Le prix d'un aliment est également une garantie de qualité alimentaire, une marque pour une distinction sécuritaire. Les aliments santé sont pour certains, pas ceux dans la catégorie dite « premiers prix ». Quelques-uns de nos interviewés sont favorables à des produits à valeur ajoutée, cette dernière peut alors se répercuter dans le prix établi par les fabricants, ou les agriculteurs. Quelques autres de nos interviewés jugent qu'en deçà d'un prix seuil, la qualité n'est plus garantie et qu'ils prennent des risques pour leur santé. Sans être déclaré toxiques, ces aliments dits premiers prix n'ont pas la faveur de quelques mamans non plus. Comme elles jouent ce rôle de gardienne de la santé, elles sont écoutées par leurs « enfants » devenus adultes.

Corentin, qui est atteint de la maladie de Crohn, a toujours bu un verre de jus d'orange au petit-déjeuner. *« C'est toujours resté, souvent avec un verre de jus d'orange [...] Oui, mais de qualité, pas un premier prix, c'était du Tropicana®, des trucs comme cela. »*

C'est en buvant des boissons de marque qu'il prend soin de son corps fragile. D'ailleurs, il n'ose pas boire de l'eau du robinet non plus, parce qu'on ne sait jamais la provenance et les risques que cette consommation pourrait provoquer.

Relativement aux aliments premiers prix, une étude réalisée en 2007 par des chercheurs de l'Inserm et de l'Inra (Joly C., Maillot M., Caillavet F., Darmon N., 2007, p. 15-24) établit un lien entre la qualité des aliments, nutritionnelle notamment, et leur prix, au sein d'une même catégorie de produits. Partant des informations (valeurs nutritionnelles et listes d'ingrédients) relevées sur les étiquettes de 220 aliments, répartis dans 17 catégories, ils ont noté que les aliments les moins chers n'étaient pas plus riches en énergie, ou en lipides, que leurs équivalents de marque dite « nationale ».

En revanche, une association positive significative a été observée entre le prix et la teneur en protéines, et entre le prix et un score de qualité des ingrédients spécifiquement élaboré pour cette recherche. En moyenne, des produits de marques nationales avaient un score de qualité 1,3 fois supérieur à celui des produits équivalents premiers prix et une densité énergétique équivalente, pour un prix 2,5 fois plus élevé. Ces résultats préliminaires soulignaient la nécessité d'entreprendre rapidement sur cette question une large étude indépendante. Le score de qualité est ici le facteur qui distingue les aliments sains.

3.2.4. L'élevage du poulet aux farines animales

Comment voudriez-vous qu'il soit élevé ce poulet ?

Dans la nature, peut-être dans un espace clos, mais où vont-ils picorer les grains ? C'est vrai que quand on voit les reportages à la télé... J'ai vu des fois, c'est vraiment là où cela m'a écœuré : on voit les poulets entassés, il y en a qui meurent d'étouffement et les autres qui marchent par-dessus.

Ils vont bouffer quoi ? Ils vont traîner dedans et dans la nourriture qu'on leur met, il y a un peu de farines animales.

C'est la rentabilité, l'efficacité et c'est un peu risqué. À court terme on n'a pas des boutons qui poussent, mais dans 20 ans est-ce que les générations futures [en auront] ? Est-ce que cela viendra ?

Et apparemment des maladies comme le Crohn sont de plus en plus fréquentes.

Est-ce que ce n'est pas lié à notre nouveau style de vie, de consommation ? Est-ce notre alimentation, la pollution ?

Le risque « alimentaire », au travers de ces récits de vie, apparaît véritablement comme une donnée anthropo-logique[75] traversant tous les registres de la condition humaine, ceux de la douleur comme ceux du plaisir.

La préoccupation de Mathieu est ici clairement la durabilité de son corps.

Le répertoire alimentaire écrit les corps. Les corps s'adaptent, grossissent, maigrissent et se modifient, ils se métamorphosent.

3.2.5. Le vin est bénéfique pour les malades ?

Jean[76] est atteint de la maladie de Crohn et va régulièrement effectuer une prise de sang pour que les médecins suivent l'évolution de sa maladie. Dans son interprétation de ses résultats sanguins, il comprend que les aliments construisent son corps. Ses expériences alimentaires sont alors reliées à ses analyses biologiques.

La meilleure analyse, celle dont il se souvient, lui laisse croire que le vin joue un rôle favorable sur sa santé corporelle :

On me disait, je ne sais pas la nourriture, il ne faut pas boire trop de vin. Mais moi, je crois que le vin sur la fistule, cela fait plus de bien que de mal.

---

[75] Une logique humaine.

[76] Jean a 38 ans, il est célibataire et ouvrier agricole. *Op. cit.*

D'après les analyses, elles sont bien si la veille je prends du vin et du poisson. Eh bien, c'est la seule fois où j'ai eu les meilleures analyses !

De plus, il pense que véritablement le poisson lui apporte des éléments nutritifs qui le renforcent. Son père a travaillé chez un poissonnier pendant plus de vingt ans. Il ajoute que le poisson n'est pas lourd à digérer. Quand il ne se sent pas bien, il court chez son poissonnier pour réaliser « une cure ». Il fait une généralité d'une seule analyse.

Relativement aux boissons, son témoignage appuie l'idée que le vin pourrait agir bénéfiquement sur ses lésions digestives. Les représentations alimentaires du vin sont ici à l'encontre des connaissances médicales sur la maladie de Crohn et les fistules. Néanmoins les croyances sur les effets positifs du vin sont anciennes et ont été véhiculées pendant longtemps, y compris jusque dans les manuels scolaires des années cinquante en France.

Cette notion de vin nutritif perdure et persiste dans les imaginaires. Dans les publications des années cinquante destinées aux enfants, il est décrit comme « un tonique stimulant et précieux dans certaines maladies qui rendent l'alimentation difficile[77]. »

3.2.6. L'usage de l'alcool est controversé

Pour d'autres, ce ne sont pas les aliments qui sont toxiques, mais leur usage. Une conduite peut-être décriée. C'est le cas d'Alice[78], avec son refus de boire de l'alcool

---

[77] Chez Delagrave, dans un manuel de fin d'études primaires, édité en 1950.

[78] Alice a 28 ans. Elle est secrétaire dans une fabrique de fenêtres en aluminium. Elle vit dans une bâtisse de Coron, en concubinage avec un homme divorcé, père d'un enfant de 7 ans, qui va devenir son futur mari. Elle

en raison de son éducation, qui renverse la vision de cette coutume prisée par son compagnon. Faire la fête, c'est pour lui sortir en boîtes de nuit et boire. C'est ainsi qu'il s'amuse et éprouve du plaisir. Les aliments et boissons festives sont identitaires et dépendent de l'éducation reçue.

L'appréciation sur le savoir-vivre ou encore sur le savoir manger, voire les manières de boire, est socioculturelle. C'est pour ses manières de boire ou plutôt parce qu'elle n'appréciait pas l'alcool suffisamment qu'Alice est délaissée par son compagnon. C'est la raison de leur séparation. Ils ne sont pas sur le même registre festif.

« Je ne savais pas vivre parce que je ne savais pas aller en boîte et boire[79] *»*, nous confie-t-elle.

La toxicité de l'alcool en excès est perçue par Alice, mais son ami, lui, ne la voit pas. De par son attitude, Alice est restée dans ses valeurs culturelles, c'est-à-dire une consommation d'alcool modérée, norme non partagée par son compagnon.

Nous avons aussi d'autres usages festifs, mais raisonnables, des boissons alcoolisées, qui nous sont rapportés. Pierre[80] est restaurateur et sa « gastrosophie[81] » passe par un art de vivre qu'il suit avec les siens et ses amis.

> *Cela se passe autour d'une table, on boit un coup de rouge et une petite coupe de champagne, sympa, on passe un moment à se détendre et d'échanges, la table, c'est important ! Quand on est dans un restaurant, c'est difficile de ne pas être convié à l'apéritif, le client vous met une coupe de*

---

est traitée sous antidépresseurs quand nous l'interviewons et appartient au groupe de bien-portants. Ses loisirs sont l'ordinateur.

[79] Alice, *op. cit.* Voir ci-dessus.

[80] Pierre, chez qui l'obésité est une transgression visible de la norme.

[81] Terme inventé par le philosophe Charles Fourier. Il signifie la philosophie du goût, de la nourriture.

champagne, c'est ce qu'il y a de moins fort et de moins calorique, je prends cela et mon métier veut que je me lâche un peu, sans tomber à la renverse.

Il a choisi ce métier, car sa formation initiale est un baccalauréat technologique qui forme à la mécanique, l'automatisme, et en informatique industrielle, à l'électricité, et aux mathématiques. Dans son métier de bouche, manger et boire sont pour lui des actes de communication et il l'affiche ouvertement.

3.2.7. Un aliment bon au goût est bien pour le corps

Certaines habitudes, parce qu'elles sont valorisées dans les us et coutumes de l'individu, apparaissent comme tout à fait saines. Alors que les recommandations en France sont de limiter la consommation de gras, lorsque ce dernier entre dans une pratique populaire habituelle, les messages sanitaires ne le concernent pas.

Dans un cadre socioculturel, la consommation de gras est régulée par les savoirs profanes et est vue de cette manière. Les graisses ne sont donc pas à surveiller.

Et puisque c'est bon au goût, c'est sûrement bon pour le corps, sans arrière-pensées.

« Des rillettes avec un grand verre de coca, c'est délicieux à 4 heures. On a toujours eu un peu de charcuterie », nous dit Laurine[82].

[82] Laurine est cadre supérieure dans l'aéronautique à Toulouse. Sa maladie de Crohn est découverte depuis 1996. Son niveau d'études est un doctorat de mathématiques qu'elle a effectué dans une université américaine après des études d'ingénieur en France. Elle ne pratique aucun sport.

Les savoirs populaires et savoirs médicaux peuvent aussi s'entremêler et se reconstruire pour créer de nouvelles représentations de « l'alimentation saine ». Noé, qui est chrétien pratiquant, nous explique que manger du poisson tous les vendredis, c'est vraiment pour lui manger sainement.

Les informations publicitaires qui visent à communiquer « pour votre santé, ne mangez pas trop gras, trop sucré, trop salé » ont débuté seulement en 2007. Auparavant ces informations sur la limitation des matières grasses n'étaient pas autant diffusées. Nous ressentons au niveau de nos interviews, réalisées en 2005 notamment, une moindre influence des messages publicitaires sur le conseil de « manger moins gras, pour votre santé ». Cette interview de Laurine, où elle nous parle de la charcuterie à son goûter, a été réalisée, en décembre 2005. Ce qui nous permet de voir l'impact, ou son absence, de ces publicités sur les discours des personnes après leur diffusion.

Si nous écoutons une de nos interviewées, Lydie[83], elle nous rapporte lorsque nous l'appelons pour le questionnaire sur l'alimentation saine en février 2007 qu'elle a mis en pratique le conseil de « manger 5 fruits et légumes par jour ». Lorsque nous réécoutons son interview, réalisée en 2005, elle n'évoquait pas les fruits, ni même les légumes, dans ses habitudes de consommation. Cela nous montre que l'influence des messages du PNNS a un impact sur notre population interviewée en France.

Pour réguler le rapport de l'alimentation et du corps sain, une autre posture extraite de nos entretiens est celle

---

[83] Elle a 32 ans, est mère de deux enfants. Elle est en recherche d'emploi après l'obtention d'une licence. Elle est touchée par la maladie de Crohn depuis 2004.

de la préparation culinaire. Quand il existe un refus alimentaire, l'art de préparer cet aliment devient un élément capital pouvant favoriser son incorporation.

3.3. La cuisine, acte régulateur de l'incorporation

Une histoire culinaire nous est racontée par Corentin[84]. Chez lui, ce sont les kiwis qu'il rejette. Néanmoins, son regard évolue grâce à une préparation culinaire, une mise en scène dans une salade où ils sont émincés, il semble que cette fois, sans le voir, il réussit à les digérer. Il apprend après l'incorporation la présence du fruit. Cette recette a donc favorisé la réhabilitation du kiwi. Il devient depuis un aliment incorporable. Ici, c'est l'art de cuisiner, ou du cuisinier qui régule l'anxiété du mangeur et restaure la confiance du convive. L'art culinaire et le cuisinier sont les éléments rassurants pour le mangeur.

Jean[85], qui a beaucoup de difficultés à digérer les fruits et les légumes, nous raconte avec nostalgie ses talents culinaires.

> *Avant, quand je n'étais pas malade, je faisais cuire à la cocotte-minute, je faisais cuire des haricots verts, des pommes de terre, des carottes. Je mettais des fois du chou de Chine, rond comme cela et épais comme cela. Parce que le chou, il ne faut pas trop en mettre, parce que c'est un peu fort, et ceux-là sont plus digestes. J'arrivais à le digérer, je n'avais pas de gaz, rien ; et après, je mettais un morceau de viande dedans pour y donner du goût et terminé !*

[84] Il a 22 ans et sa maladie de Crohn est connue depuis 2001.

[85] Jean est touché par la maladie de Crohn depuis 2002. Il est ouvrier et au chômage au moment de notre rencontre.

Il est nécessaire que la confiance s'instaure entre le mangeur et le cuisinier. Quelquefois, c'est le mangeur lui-même qui cuisine, mais pas systématiquement tous les repas.

Le cuisinier lui aussi doit conserver la confiance dans ses gestes culinaires et ses capacités corporelles digestives face aux objets alimentaires. Jean, qui est atteint de la maladie de Crohn, finit par douter de ce qu'il peut digérer ou pas. La maladie a bouleversé son rapport à la nourriture.

Parce que ce ne sont pas toujours les aliments qui sont craints, mais cela peut-être la manière de les cuisiner qui joue, en plus de l'imaginaire sur les aliments.

Finalement, c'est seulement avec leur propre expérience que Jean ou d'autres pourront déterminer s'ils peuvent digérer ces préparations.

Un autre exemple nous est donné par Christine[86]. Elle réussit à incorporer des légumes quand ils sont dans une soupe et si tout l'ensemble est mixé. Lorsqu'il s'agit de poireaux et de navets provenant du pot-au-feu, ils ne sont pas incorporables sous cette forme. Sa mère nous dit qu'elle n'en mange pas « *Sauf quand c'est une soupe de légumes [...]. Oui quand c'est tout mixé.* »

L'art culinaire est le support de construction progressive de représentations partagées. Il peut être vécu et reçu comme un art qui engendre la réalisation d'une alimentation bénéfique pour la santé ou au contraire rejeté, car il complique l'alimentation.

---

[86] Christine a 18 ans. Elle est en recherche d'emploi. Sa maladie de Crohn est découverte depuis 2002. Elle a un BEP en sanitaire et social et ne pratique aucun sport.

Avec les petits plats qu'elle cuisine pour son futur mari, petit à petit, Sindy[87] va l'amener à goûter puis manger des légumes. Parce que « Bien manger » selon elle, passe par un acte culinaire et c'est ce qu'elle nous déclare : *« Je préférais prendre mon après-midi pour faire des petits plats et bien manger le soir. »*

Elle prend son temps pour cuisiner et apprendre à réaliser des recettes. À ce sujet, elle est à l'affût de nouvelles recettes et appelle aussi bien sa mère que la grand-mère de son compagnon pour apprendre « la cuisine française ».

La cuisine permet d'explorer des nouvelles pratiques alimentaires par le métissage des aliments dans les recettes culinaires. Elle « régule » les comportements alimentaires au travers de codes. Et nous voyons que grâce à ses talents de nouvelle cuisinière, Sindy réussit à faire découvrir à son futur mari, des légumes verts.

> *Je me rappelle qu'au début quand on était ensemble, il ne mangeait pas les légumes. D'ailleurs il y a toujours certains légumes que tu ne lui feras pas manger. Le céleri, c'est spécial, mais non. Moi, petit à petit, les haricots verts... Et puis maintenant il en achète pour que je les prépare moi-même. Mais avant non*[88].

3.4. Des non-respects de la norme qui sont cachés

D'autres cas de figure sont plus difficiles à exposer. Parfois, les interviewés justifient à mi-mots de ne pas

---

[87] Sindy a 32 ans. Elle est employée comme vendeuse après un BTS commercial. Elle ne pratique aucun sport. Ses loisirs sont inexistants, car elle est mère de 2 enfants en bas âge.

[88] Sindy, *op. cit.* Voir note ci-dessus.

manger équilibré parce qu'ils ne peuvent ou ne pouvaient pas. Dans les entretiens, les paroles se libèrent. Financièrement, nos interviewés ou plutôt leurs parents n'avaient pas les moyens de s'offrir ce luxe. Il existe un décalage entre la théorie sur « l'alimentation santé » et la pratique alimentaire en France. Parce que plusieurs interviewés nous ont rapporté qu'ils ne mangeaient pas à leur faim quand ils étaient enfants. Une fois, c'est la concubine qui pousse son ami interviewé à l'exprimer. Ces moments ressortent dans les récits de vie et ils montrent alors que manger équilibré et varié est une recherche pour eux de bien-être[89]. Leurs témoignages aident à comprendre qu'ils s'attachent à ces repères du PNNS et qu'ils souhaitent intégrer ces pratiques parce qu'elles ont une valeur : celle d'appartenir aux classes économiques supérieures.

Annabelle[90] nous rapporte que sa mère, après son deuxième mariage, a été mise à la porte par son mari devenu alcoolique. Elle s'est retrouvée à la rue avec sa mère et ses deux sœurs. Elles ont rencontré des difficultés de logement.

> *Cela a été la galère au niveau du logement, financièrement, pour manger. Cela retombait dans les pâtes, le riz [...] Oui, voilà, mais pas quelque chose d'équilibré. [...] Pas forcément de la viande tous les jours, même pas de laitages ni de fromages. Dans ce cas, c'est du pain et voilà [...] Oui du pain et ce qu'il y a.*

Nous lui répondons. *« Il y a du pain et de l'eau ? »*
Elle se tait. Silence.

---

[89] Peut-être existe-t-il ici pour eux une sorte de revanche sociale ?
[90] Annabelle vit en concubinage. Sa maladie de Crohn est découverte depuis 2004. Elle a 23 ans et a réalisé des études jusqu'au niveau bac +2. Elle ne pratique aucun sport.

Dans la description des difficultés de mise en place de la norme alimentaire sociale, nous pointons qu'aujourd'hui, en France, celle-ci peut-être difficile à réaliser sans un minimum économique vital. Son exemple nous montre qu'une « alimentation saine », c'est tout d'abord manger suffisamment et à sa faim.

Annabelle se retrouve alors, à cet âge, contrainte et obligée d'accepter cette alimentation même si elle n'est pas équilibrée, elle n'a pas d'autres choix. Dans tous les cas Annabelle nous rassure en disant : *« Sur le petit-déjeuner, on ne se privait pas. »*

Cette codification par le PNNS de repères alimentaires qui renvoient à des propriétés bénéfiques pour la santé, pour les corps des enfants et des adultes, les rassure aujourd'hui par rapport à l'univers précaire dans lequel ils se trouvaient.

Par conséquent, ceux qui se trouvent dans des situations alimentaires problématiques se rattachent à ces idées. Nous pensons à Melka[91], qui s'est heurtée à un budget familial restreint. Elle sortait de table avec la faim au ventre. Pour d'autres et c'est le cas de Michel, ce sont les horaires de travail de ses parents. Il est seul dès le collège et tous les midis, il se faisait chauffer rapidement une casserole d'eau pour cuire des pâtes.

Enfin, quelquefois, ce sont des connaissances moins précises qui les empêchent de suivre ces normes. Lydie[92] nous explique que son père (ses parents étaient divorcés)

---

[91] Dans le chapitre 3, la partie sur une identité alimentaire à coloration religieuse, nous avons raconté les difficultés économiques familiales des parents de Melka et ses déjeuners inexistants.

[92] Lydie, 32 ans, vit en concubinage et est mère de 2 enfants. Elle est en recherche d'emploi et a un niveau d'études bac + 3. Elle habite en périphérie de Bordeaux. L'année de découverte de sa maladie de Crohn est 2004.

ne savait pas gérer un budget et donc que même s'il gagnait de l'argent, ils ne mangeaient pas de façon équilibrée : *« Il gagnait très bien sa vie, mais cela arrivait régulièrement que le 15 du mois, on mangeait des patates parce qu'il avait déjà tout dépensé*[93]*. »*

Thérèse Bauer (2009), ethnologue, nous présente un concept de promotion transculturelle de la santé afin d'aider des groupes ou des personnes dans leurs choix alimentaires et corporels[94]. Nos interviewés issus de milieux défavorisés essaient d'appliquer ces recommandations du PNNS à leurs pratiques, car elles représentent une accession à une classe sociale supérieure. Dans ce cas, l'évolution de leurs pratiques alimentaires est vécue de façon très positive, car elle symbolise l'accès à un pouvoir alimentaire supérieur.

Et au final, « Parce que l'identité (alimentaire) se construit et se reconstruit constamment au sein d'échanges sociaux, parce qu'elle se livre dans un rapport à l'autre il n'y a pas d'identité en soi. » (Fleury, 2006, p. 36)

De ces entretiens, nous retenons pour les uns les projets qu'ils ont de manger des fruits et légumes ; et pour les autres, les résistances. De façon contradictoire et schématique, il y a ceux qui acceptent la norme et ceux qui la refusent. Cependant nous avons vu également que certains l'intégreraient s'ils pouvaient financièrement la réaliser, mais ils n'ont pas cette liberté de choix. Cette norme sur un modèle alimentaire peut être vécue positivement ou au contraire négativement. Nous pourrions qualifier les uns

---

[93] Lydie, *op. cit.* V. ci-dessus.

[94] Elle a participé à des rapports sur la promotion transculturelle de la santé ; se rapporter à http://www.public-health-services.ch/attachments/content/prevtrans-rapport.pdf, de juin 2009, consulté le 2.02.2009.

« d'identités de projets » avec des valeurs communautaires partagées sur la consommation de fruits et légumes et les autres « d'identités de résistants », quelle que soit l'origine de cette résistance.

Il ressort que les apprentissages alimentaires de l'ensemble de nos mangeurs interviewés sont différents. Si dans ces éducations[95] multiples à l'alimentation (devenue question de santé publique), nous regardons la diffusion, l'interprétation et la mise en pratique variées de ces messages auprès de notre population, nous comprenons alors que l'impact est en conséquence pluriel.

Il reste sans doute des efforts de communication à accomplir pour augmenter, par exemple, la consommation de fruits et légumes chez certaines populations vivant en France, ce que suggère un rapport de l'INPES (Corbeau, 2007) qui propose comme solution des communications plus ciblées. Il s'agit alors de diffuser à ces populations ciblées des savoirs scientifiques. La question se pose alors de la médiatisation de « l'alimentation saine ». Après avoir porté notre regard sur les récepteurs des informations et communications sur l'alimentation, nous allons nous concentrer sur ceux qui émettent et à travers eux, les « politiques » au sens large du terme. Comment s'effectue le choix des sources pour l'information dite bénéfique pour la santé ? Comment les connaissances sont transmises et informent sur « l'alimentation santé » ?

---

[95] Nous comprenons *éducation* dans sons sens le plus large. Éduquer vient du latin *educare* et sa signification première est « nourrir, allaiter, avoir soin de ». Nous parlons ici de toutes les éducations (familiales, médicales, scolaires) que peut recevoir une personne vivant dans un système social.

4. La médiatisation pour « l'alimentation saine »

Nous souhaitons souligner l'importance de la médiatisation des informations sur « l'alimentation saine » en France contemporaine. Quelles sont les informations sur « l'alimentation santé » dont s'emparent les médias ?

4.1. « L'ALIMENTATION SAINE », PEUT-ÊTRE UN LEVIER POUR LA MANIPULATION DES INDIVIDUS

4.1.1. Une « alimentation saine », un choix de valeurs subjectives

Françoise Paul-Lévy l'écrivait déjà dans un texte non publié : si nous répertorions les espèces réellement comestibles pour l'humain[96], et qu'elles devenaient nourriture alors pour des populations souffrant de la famine, cela réglerait sans doute leur problème. En effet :

> S'agissant de la définition même des « patrimoines alimentaires » et par conséquent aussi du règlement des problèmes de la faim dans le monde : combien d'herbes, de feuilles, d'écorces, d'insectes, de chenilles, de racines, de plantes,

[96] Car l'inventaire n'est pas terminé.

d'animaux, etc. sont tenus hors du champ de la nourriture, ignorés comme patrimoine alimentaire faute d'appartenir aux ordres du mangeable constitués dans et par les sociétés et/ou les cultures « évoluées » et de n'être aliments que pour des groupes dont « l'identité culinaire » n'est pas reconnue ? Combien aussi de pratiques et de mœurs alimentaires disqualifiées sans même qu'on cherche à comprendre[97] ?

Une alimentation saine « à la française » se dessine et nos informations issues des médias, en France notamment, ont une forme sur la question qui réduit cette diversité alimentaire. Les messages sur l'alimentation bénéfique pour la santé disent ce qu'il faut penser. Ces messages sont retrouvés sur internet et recueillis auprès de la population interviewée pour notre travail de recherche.

D'après les médias, ces produits sont bons, et/ou bien pour la santé parce qu'ils sont « bios », « pas chimiques », « ils sont diététiques », « plein de vitamines », « riches en calcium », « pas gras et peu sucrés ».

4.1.2. Des informations contradictoires et manipulées

Jean de Kervasdoué dans son livre *Les Prêcheurs de l'Apocalypse* (2008) dénonce l'absence de la part des lecteurs, sur Internet notamment, d'enquête approfondie sur les sources de l'information. Ce qui est écrit n'est pas remis en cause et a une valeur de preuve, car c'est imprimé. Il illustre cette situation qui selon lui favorise la propagation de la théorie du complot avec une publication sur les pesticides, un scandale écrit et conçu par un journaliste,

---

[97] Françoise Paul-Lévy, *Manger c'est penser*. Texte non publié, communiqué par l'auteure.

Fabrice Nicolino. Cette publication est « sur la puissance occulte du *lobby* des pesticides branche de la chimie totalement aux mains de multinationales (qui) a déclaré la guerre à la vie sur terre[98] ». Fabrice Nicolino, journaliste militant écologiste a publié un livre sur la question des pesticides dans notre assiette. Il y rassemble des faits réels et des allégations douteuses et répertorie les négations de son complot comme la preuve même de son existence (selon Jean de Kervasdoué). Conséquence de son livre, sur Internet, de site en site des éloges se transmettent sur ses écrits. Jean de Kervasdoué fustige l'auteur de ce livre. Cependant, ce journaliste dénonce, lui aussi, de la désinformation. Au final nous ne savons plus où se trouve l'information…

Pour Fabrice Nicolino, c'est le scandale du DTT[99] qui anime son argumentaire. Or, si nous enquêtons, il existe de nombreux pesticides et ce sont plutôt les interactions chimiques entre les molécules dans l'organisme humain et leurs effets sur le long terme qui soulèvent des inquiétudes, nous expose Jean-Pierre Cravedi, directeur de recherche à l'INRA et expert à l'EFSA[100]. En attendant, la médiatisation va bon train et nous sommes dans l'univers des médias et d'une guerre politique de l'information.

Nous comprenons que les messages bénéfiques pour la santé sont transmis par les acteurs vivant dans un monde socioculturel avec une dimension géographique. Ces ac-

---

[98] Jean de Kervasdoué fait référence au livre de Fabrice Nicolino, *Pesticides, révélations sur un scandale français* (2007). Dans son ouvrage : *Les Prêcheurs de l'Apocalypse*, p. 194.
[99] DTT : Dichlorodiphényl, trichloroéthane.
[100] L'EFSA est l'autorité européenne de sécurité alimentaire. Pour en savoir plus sur les pesticides, lire l'interview de Jean-Pierre Cravedi et se reporter à l'article sur le site « agrobiosciences.org ».

teurs sont dans des logiques et des scénarios qui construisent cette médiatisation.

4.2. Des logiques d'acteurs derrière des stratégies discursives

Sur les stratégies discursives rencontrées, nous avons vu un exemple, avec l'article du *Nouvel Observateur*[101] qui rapporte une étude parue en septembre 2008, publiée par l'association de consommateurs CLCV[102]. Celle-ci s'était intéressée aux allégations nutritionnelles figurant sur les emballages de 66 produits industriels du petit-déjeuner et du goûter. Or l'étude voulait montrer que les menus conseillés par les fabricants dépassent très souvent les recommandations nutritionnelles en vigueur[103]. La fiabilité des conseils nutritionnels apposés sur les emballages était donc remise en question. Le journaliste du *Nouvel Observateur* soutenait la démarche de l'organisme CLCV et dénonçait le marketing émanant des industries agroalimentaires, propre à induire en erreur le consommateur. Ce que suggérait cet article est que les industriels usent et abusent des allégations nutritionnelles à des fins commerciales. Reste que le journaliste (ou sa rédaction) n'entre pas dans les détails scientifiques de la réalisation de cette comparaison et ne critique pas la démarche

---

[101] Disponible sur www.nouvelobs.fr, article publié le 29.09.2008.

[102] CLCV : Consommation, logement et cadre de vie.

[103] Qu'elles émanent de l'Agence française de sécurité sanitaire des aliments (AFSSA devenu ANSES), du Programme national nutrition santé (PNNS) ou encore de l'Organisation mondiale de la santé (OMS), écrit l'association, les normes nutritionnelles sont des construits sociaux évolutifs et réinterprétés, comme nous pouvons le constater pour la norme de 12,5 % de sucre pour le petit- déjeuner.

d'obtention des résultats. Il ne vérifie pas ses sources, ce qui est pourtant le principe même du journalisme. Nous rejoignons ici le raisonnement sur la non-vérification des sources, car elles sont survolées.

Nous avons cherché en vain la norme officielle concernant le goûter ou le petit-déjeuner pourvoyeurs de sucre qui ne doit pas représenter plus de 12,5 % de l'apport calorique de ce repas, dont s'inspire le CLCV, elle n'existe pas. Nous avons par ailleurs demandé au CLCV à trois reprises, de nous communiquer les sources de cette affirmation et nous n'avons à ce jour obtenu aucune réponse.

De plus, nous avons aussi interrogé un représentant du Programme national Nutrition et Santé, au ministère de la Santé, qui nous a confirmé qu'il ne connaissait pas cette norme : « Je serai bien incapable de vous dire d'où vient une telle affirmation que je ne connaissais pas d'ailleurs[104]. »

Les industriels sont qualifiés de coupables, et c'est sur l'aspect émotionnel des consommateurs que jouent les médias, plus que sur des arguments scientifiques. Il est intéressant de constater, en outre, que ce ne sont plus les produits alimentaires qui sont accusés, mais la manière de penser l'alimentation équilibrée et donc les exemples de menus. C'est donc un détournement de la pensée des consommateurs qui est pointé. La théorie nutritionnelle sur la façon de penser le petit-déjeuner par les industriels est décriée. Là-dessus se rajoute le cheminement de pensée classique de l'humain : à qui profite le crime ? La dénonciation d'un coupable interpelle le lecteur. Aux industriels revient alors la responsabilité de la « mauvaise informa-

[104] Médecin de santé publique, travaillant au ministère de la Santé et responsable de la communication sur le PNNS.

tion » sur l'alimentation dite équilibrée. Si nous croyons alors qu'il est utile de se méfier de tous ces étiquetages…

Nous sommes en droit de nous poser la question de savoir si nous vivons dans une société paranoïaque.

La société est dorénavant sur ses gardes, comme l'écrit Michel Monroy (2003) dans son livre *La société défensive*. Le problème, c'est qu'ici le doute fonctionne sur une finalité d'acteurs et non sur des réels dangers. Les médias répondent, eux aussi, à des logiques commerciales et s'emparent du scepticisme des personnes.

Pierre Henri Tavoillot[105] va plus loin dans son analyse de la société de consommation, qu'il qualifie de « paranoïaque ». Selon lui, elle est « l'héritière d'une philosophie du soupçon ». Elle fonctionnerait de manière instrumentale. Dans cette approche, il s'agissait de soupçonner afin de dévoiler une réalité finale. L'expression des forces vitales pour Nietzsche, l'infrastructure économique pour Marx, la frugalité des pulsions pour Freud sont dans le scepticisme. Le soupçon fonctionne désormais pour lui-même, déconnecté de tout fondement et de toute finalité. Le plus sceptique aura toujours raison, c'est un scepticisme dogmatique et l'extension du domaine du doute est infinie. C'est soupçonner pour soupçonner. « Par où l'on voit que la société "parano" n'est qu'un des nombreux fruits de l'immense société de consommation. » (Tavoillot, 2008)

Ce que nous voyons, c'est qu'en lien avec le lancement de nouveaux produits alimentaires se développe une pléthore d'informations sur « l'alimentation santé ».

C'est ici l'intrication de sciences et de croyances dans les informations véhiculées par les médias que nous sou-

[105] Philosophe contemporain.

haitons pointer, et également la déviance des normes vers un ordre alimentaire toujours plus sain. Car, au final, le corps parfait et l'alimentation parfaite n'existent pas. L'homme moderne veut une garantie tous risques qui par essence n'existe pas.

Dans la société de consommation, le mangeur doit limiter sa consommation alimentaire et en même temps lui est offert un accès à une abondance alimentaire illimitée.

Cette situation s'accompagne d'un doute concernant l'évolution de notre corpulence. Deviendrons-nous tous obèses ?

Notre recherche sur l'IMC, norme alimentaire et corporelle, nous a montré que sur les sites Internet, cet indice médical dérivait vers une norme esthétique sociale.

Le mot esthétique vient du grec *aisthétikos* et signifie qui « peut être perçu par les sens ». L'esthétique peut se définir comme une discipline normative établissant les conditions du laid et du beau (Morfaux, 1980). Nous mettons à jour ici que finalement, les informations sur l'alimentation bénéfique pour la santé proviennent d'une vision esthétique contemporaine de l'humain.

4.3. Des procédés d'informations réductionnistes

« Le risque est grand de voir la science enfermée, prise au piège d'un processus communicationnel réductionniste », insiste Marie-Noële Sicard (1997). Parce que les médias adoptent des structures de fonctionnement commerciales.

Cette réduction d'informations fait partie de stratégies discursives pour légitimer les intérêts d'un groupe social. Nous ne cherchons pas à dénoncer l'inexactitude des statistiques sur les dangers de l'obésité (regroupement de données volontaires ou involontaires sur les chiffres de surpoids et d'obésité) par exemple, mais à montrer que l'interprétation des savoirs experts conduit à une fiction. Ce que nous redoutons sur cette information, c'est que les risques statistiques qui sont « bureaucratiques » soient perçus comme un danger réel.

Les journalistes sur internet, comme nous avons pu le voir, s'emparent ici de la science[106] pour tout simplement vendre des médias, ou des produits alimentaires selon le cas, ou encore de la médiation. Nous comprenons ainsi que les médias sont au service des médias et jouent sur nos savoirs et nos peurs.

Rica Étienne[107], journaliste, lors d'une conférence à l'hôpital européen Georges-Pompidou, à Paris, le 19 avril 2005 présente sa manière de travailler relative à la construction du discours nutritionnel. Elle introduit les différentes sources d'information à sa disposition et parle de la subjectivité, des critères de choix des journalistes sur leurs sources. Car les raisons de rejet ou au contraire de captation d'une information peuvent être en lien avec l'actualité personnelle de la rédactrice en chef par exemple. Les médias jouent le rôle de conseiller en vie quotidienne : diété-

[106] Ce sont des humains qui construisent la science et la science de l'anthropologie également.

[107] Elle est journaliste dans la presse grand public. Elle collabore à plusieurs magazines féminins : *Marie-Claire*, *Prima*, *Femme actuelle*, *Top santé*, etc. Elle est auteur de nombreux ouvrages en collaboration avec des spécialistes du domaine de la psychologie de l'enfance ou de la psychosomatique. Cette conférence s'est déroulée dans le cadre des travaux du Comité de liaison alimentation et nutrition de l'hôpital européen Georges-Pompidou.

tique, médecine. Rica Étienne rend compte du choix des supports où l'information est publiée. Elle rappelle qu'il existe des critères de sélection différents selon les supports. Un article pour publication dans *Marie-Claire* n'a pas les mêmes exigences que celui publié dans le *Lancet*. Les formes des discours des auteurs dépendent également des supports médiatiques utilisés.

Ce que nous apprend Sophie Moirand[108] (1997), qui complète la vision de la journaliste, c'est que les contraintes de temps et d'espaces des médias ne laissent plus de place à une démonstration, voire à l'argumentation scientifique. Elle nous présente son observation des formes discursives avec, d'un côté, des explications scientifiques où faire comprendre est l'objectif et, à l'opposé, les formes qui respirent un parfum de scientificité. Il nous semble que dans notre recherche, ce sont plutôt les informations sur Internet à parfum scientifique qui sont les plus visitées par la population française[109], plus que des informations scientifiques complètes.

Comment cette information réduite se construit-elle ? Comme nous allons le voir, c'est « la mathématisation » du corps et de l'alimentation, ainsi que l'usage de cette information qui engendre des interprétations approximatives.

Le corps est mis en formule mathématique afin de surveiller la corpulence des populations. Nous sommes au cœur de la biométrie de l'humain avec la biométrie corporelle et l'IMC. Une des applications directes est la biomé-

---

[108] CEDISCOR Centre de recherche sur les discours ordinaires et spécialisés, composante de l'équipe d'accueil systèmes linguistiques, énonciation et discursivité, siégeant à l'université de la Sorbonne nouvelle.
[109] Les données de la médiamétrie abondent dans ce sens.

trie de l'alimentation par la correspondance de l'IMC avec le statut nutritionnel.

Des données partielles sont rentrées dans l'ordinateur sur le propos de notre alimentation, et de notre corps mathématisé en fonction du sexe, de l'âge et des activités physiques pratiquées[110]. Tout est alors « moyennisé », et les personnes qui se situent aux extrêmes se retrouvent ainsi marginalisées. De plus, la corpulence ne définit pas le régime alimentaire d'une personne. Marian Apfelbaum l'avait déjà souligné dans son ouvrage *Les mangeurs inégaux*, coécrit en 1978 avec Raymond Lepoutre. De plus, des nutritionnistes comme Virginie Colomb[111] soulignent dans un colloque européen l'intérêt de regrouper plusieurs indices avec des observations cliniques afin de diagnostiquer un sous-poids, par exemple. Il en est de même dans la situation opposée de surpoids.

Nous tenons à rappeler que l'adoption d'une norme médicale unique pour définir une mesure de la corpulence est récente. Avant 1997 chaque médecin avait son échelle d'évaluation. En 1985, les maladies de surcharge (pondérale : l'obésité, lipidique, glucidique, urique) donnent lieu au développement de traitements par des régimes alimentaires.

Une définition consensuelle de l'obésité n'est pas établie par l'OMS et en France, chaque équipe médicale travaille avec son échelle. En 1981, une formule est enseignée, à cette période à l'école de diététique de Paris,

---

[110] Un nombre de sites important vous propose de calculer votre régime à partir de quelques données : l'âge, le sexe, la maladie de Crohn et les activités physiques.

[111] Pédiatre au CHU Necker enfants malades. Le colloque du Comité européen des diététiciens de l'enfance était sur « le poids dans tous ses états » et a eu lieu au Luxembourg le 4 avril 2008.

par un « disciple » de Trémolières, pour calculer le poids idéal, c'est celle de Lorentz.

À partir d'une équation tenant compte du sexe et avec la taille d'un homme ou d'une femme, le poids « idéal » est calculé. C'est ainsi que si le poids est augmenté de plus de 10 % en France et de 20 % aux États-Unis par rapport à cet indice, on est placé dans un statut d'obèse, cette formule est alors utilisée à l'hôpital Bichat de Paris.

Dans un article de la revue *Information diététique*, le Pr F. Lamisse du CHU de Tours écrit sur le régime hypocalorique et hyperprotidique chez l'obèse, et présente une étude sur l'alimentation de femmes obèses avec pour échelle de référence l'IMC. Il précise alors que les valeurs normales sont comprises selon lui entre 19 et 24.

À Paris, une autre équipe de nutrition, celle du Dr A. F. Creff développe sa propre formule. En effet il travaille surtout auprès des sportifs et le poids dans les sports de combat est un élément important. Quelque temps après, en 1989, dans les coulisses de l'Hôtel-Dieu de Paris, des chercheurs travaillent sur l'obésité et le comportement alimentaire d'une population de femmes en milieu hospitalier en prenant en considération eux aussi l'IMC. Pour cette étude l'obésité est considérée à partir de 20 % de surpoids selon les tables de la Metropolitan c'est-à-dire pour un IMC > 26,9 et les auteurs parlent d'obésité grave à un indice au moins à 31,4. (Estryn-Behar M., Azoulay S., Lefevre A., 1989)

Les bornes et les normes qui définissent l'obésité sont mouvantes pour le même sexe auprès d'une population d'adultes entre l'équipe de Tours et celle de Paris.

En 1990, le Pr G. Debry du CHU de Nancy publie une étude sur l'adéquation aux maladies des régimes alimentaires prescrits par les médecins. Il utilise l'Indice pondéral (IP) qui est défini comme le rapport du poids réel idéal selon la formule de Lorentz multiplié par 100. Il précise les prescriptions alimentaires dans le cadre d'obésité : pour un IP > 120 et pour les excès de poids modéré IP < 120. Il reprend ainsi les outils préconisés à l'école de diététique de Paris.

Cependant, la limite de l'obésité est alors définie pour cette équipe à plus de 20 % du poids idéal.

Dans ce contexte disparate, une uniformisation des normes définissant l'obésité va apparaître en 1998.

Au plan international, à partir de 1997, le seuil de la maigreur est défini à 18,5 alors qu'il arrivait fréquemment avant qu'on le situe à 20. De même, aujourd'hui, le surpoids est défini dorénavant comme une pré-obésité (voir la définition européenne actuelle).

C'est en 1997 que la WHO[112] montre qu'il existe un lien entre le risque relatif de mortalité et l'IMC.

En 1998, WHO et l'IOTF[113] donnent comme définition pour les adultes :

Classification IMC (kg/m²) Risque
Maigreur < 18,5
Normal 18,5 24,9
IMC (kg/m²) Risque
Surpoids 25,0 29,9 modérément augmenté
Obésité > 30,0 nettement augmenté

[112] World Health Organisation.

[113] L'International Task Force (IOTF), constituée sous l'égide de l'International Association for the Study of Obesity, a travaillé deux ans pour conduire l'Organisation mondiale de la santé à produire un volumineux rapport, *Obesity : preventing and managing the global epidemic*, rendu public en 1998.

Classe I 30,0 - 34,9 Obésité (Ob.) modérée ou commune
Classe II 35,0 - 39,9 Ob. sévère
Classe III > 40,0 Ob. massive ou morbide

Les principaux changements entre le système des années 1980 et celui adopté en 1998 concernent :

Premièrement, l'adoption d'une norme commune pour mesurer l'obésité : l'IMC.

Deuxièmement, l'abaissement de 20 à 18,5 kg/m2 de la valeur du seuil de la catégorie « poids normal » de l'indice de masse corporelle (d'autres nouveautés sont apportées pour compléter cette définition[114]).

Sur la réduction de 20 à 18,5 kg/m du seuil de l'intervalle pour définir la catégorie « poids normal » comme indiqué dans le rapport technique de la WHO en 1998[115], le seuil pour définir le poids insuffisant a été abaissé bien que les évidences pour justifier son abaissement ne soient pas aussi rigoureuses que pour la détermination des autres seuils. En effet, la plupart des données proviennent d'études menées dans des pays non occidentaux, où l'association entre un faible taux de l'IMC et la mortalité a été établie en utilisant des seuils différents (de 18,5 à 22 kg/m2). C'est ainsi que notre seuil sur l'IMC a

---

[114] Ces trois autres points complètent les changements apportés par cette nouvelle définition. 1) la détermination de valeurs limites définissant la catégorie « excès de poids » (de 25 à 29,9 kg/m2) ; avant, c'était le calcul du poids idéal et il n'y avait pas de « fourchette » établie. Au-delà de 10 % du poids idéal, on était « appelé » obèse. 2) L'adoption de la mesure du tour de taille (en remplacement du rapport tour de taille/tour de hanches) comme indicateur de problèmes de santé reliés à l'obésité abdominale est un indice, mais l'information est moins diffusée que l'IMC. 3) La subdivision de la catégorie « obésité » (IMC > 30 kg/m2) en trois sous-catégories est posée.

[115] International Task Force et WHO produisent un rapport *Obesity : preventing and managing the global epidemic*, rendu public en 1998.

été abaissé en France. C'est plus une approche subjective qui semble ici avoir été choisie.

4.4. Des interprétations faussées par des informations réduites

Inquiétude sur ce nouveau seuil ? L'abaissement de la limite pour le poids normal de 20 à 18,5 kg/m2 évitera que certaines personnes ayant un IMC dans cet intervalle et qui sont naturellement minces soient identifiées à tort comme étant plus à risque.

Cependant, dans d'autres cas, particulièrement, mais pas exclusivement, chez des individus plus âgés, un IMC entre 18,5 et 20 kg/m2 peut masquer un état de malnutrition non identifié. Avec les nouvelles lignes directrices, elles sont placées dans l'intervalle de poids normal. Est-ce que notre monde médical est sous l'influence de la grossophobie ou de la minçophilie sociétale, nouvelle esthétique de notre monde occidental ?

Nous pouvons dans une autre posture considérer que de diminuer le seuil d'IMC peut conduire à un retard dans l'identification des désordres alimentaires, particulièrement chez les jeunes filles (attention, il ne doit pas être utilisé en dessous de 18 ans, ce qui peut-être réalisé en pratique par ces jeunes filles elles-mêmes), davantage sujettes à se contraindre à des méthodes de perte de poids inappropriées.

Le seuil de 20 kg/m2 présentait néanmoins le défaut d'identifier faussement des individus en parfaite santé comme ayant un poids insuffisant. Cependant, du fait que les normes sociales actuelles valorisent la minceur, se voir attribuer une étiquette de poids insuffisant ne leur était probablement pas préjudiciable (cela les flattait ?).

Avec cette mise en équation mathématique suit inévitablement la mathématisation de l'alimentation comme carburant et constituant du corps. Les visions sur notre conception mathématique de l'alimentation viennent avant tout d'un concept plutôt anglo-saxon[116].

Avec la biométrie de notre alimentation[117], nous pouvons cependant finir par avaler n'importe quelle nourriture. Des scientifiques anglais de l'université de Bristol nous le montrent. Ils ont établi une formule pour obtenir le sandwich au fromage parfait. Cette équation qui prend en compte neuf variables a été mise à disposition du public sur le site Internet www.cheddarometer.com[118], pour permettre aux internautes de réaliser un sandwich sur mesure en adaptant la quantité de cheddar spécialité fromagère britannique nécessaire en fonction des ingrédients choisis.

Voilà un exemple de recherche en mathématiques appliquées qui nous permet de réaliser notre « sandwich parfait » avec notre tranche de fromage personnalisée :

Voici donc la recette sur mesure qui nous est adressée quand nous sommes allés pour vérifier comment ce sand-

---

[116] La création de l'Association des diététiciens de langue française qui se dénomme aujourd'hui l'ADFN (Association française des diététiciens nutritionnistes) est selon Anne-Marie Dartois, peut-être réalisée à l'aide de capitaux américains. Au sortir de la Seconde Guerre mondiale, les nutritionnistes américains souhaitaient conquérir les Françaises : « it was to marry a French lover », nous raconte cette diététicienne pionnière lors des 50 ans de l'ADLF à Bordeaux en 2004.

[117] Nous pouvons voir aussi la nutrition avec l'addition des protides, lipides et glucides sur le plan quantitatif comme une certaine forme de biométrie de notre alimentation.

[118] Cette information a été publiée par le Figaro du 21 juin 2008.

wich se présentait. C'est en fait un programme sur ordinateur qui permet de calculer sa recette culinaire :

Hi. I've just used the Sarniematic 6 to design my perfect cheese sandwich and calculate the optimum thickness of Tower Farm Farmhouse Cheddar to use. Here are my results: White Bread: 13mmTomato: 4 mm (4 slices of average tomato) Lettuce: 3 mm (about 2 leaves) Farmhouse Cheddar: 4.71 mm White Bread: 13mmThe optimum thickness of Tower Farm Farmhouse Cheddar for my sarnie is 4.71 mm. What is your perfect cheese sarnie? Visit www.cheddarometer.com *to find out. The Sarniematic 6 Cheddarometer comes to you courtesy of* www.farmhousecheesemakers.com.

Ce qui est merveilleux dans ce calcul, c'est qu'il aboutit à la dimension de la part de cheddar. C'est cela la dimension primordiale de ce sandwich. Aucune information vous concernant n'est demandée. Nous ne savons pas si vous appréciez ou non le cheddar, aucune précision sur votre âge, sexe, activités physiques, vos goûts alimentaires n'est renseignée si ce n'est si vous prenez du pain (quel type ?), de la tomate, de la laitue ou de la mayonnaise…

Cela nous semble incroyable et pourtant si demain un ordinateur diététique (via Internet) nous calcule la ration parfaite pour réaliser notre alimentation nous nous retrouvons à quelques nuances près dans la même configuration. Il nous sera demandé si nous voulons de la salade ou de la mayonnaise ou de la tomate, et c'est l'ordinateur, en fonction du taux calorique à réaliser, qui calculera la quantité à préparer comme ici le *cheddarometer*. Tout se déroule comme si le corps et ses émotions n'existaient plus, ce sont les ordinateurs programmés qui calculent avec des données moyennes.

La logique de cheddarometer.com est commerciale, mais elle utilise des moyens mathématiques sophistiqués et l'apparence donne une vue scientifique dans une impression d'alimentation recommandable.

C'est là que nous côtoyons une forme d'alimentation pseudoscientifique utilisée à des fins purement commerciales et sur Internet les exemples sont infinis.

Nous trouvons naïf de penser que cette évolution sur la réalisation de notre alimentation qui est « sandwichée » soit le fruit du hasard.

Ces canaux de communication sont déterminés en amont par des acteurs. Nous souhaitons juste souligner, relativement au démontage du mécanisme de transmission de l'information via Internet, que les discussions sur l'alimentation s'éteignent peu à peu sous les chiffres. Les débats alimentaires ont de tout temps préoccupé les hommes, et si nous ne prêtons pas attention, nous courrons droit à la pensée d'un modèle unique sur une alimentation saine mise en équation (le sandwich au cheddar ?).

4.5. DES INFORMATIONS SIMPLISTES POUR UNE INFORMATION DRAMATISÉE

Nous avons cherché pendant plusieurs mois depuis 2005 des informations sur les régimes santé pour les hommes. C'est seulement depuis 2009 qu'ils pointent le bout de leur nez, une *newsletter* datée du 25 mai 2009 nous invitait à un dossier spécial « Maigrir pour les hommes ». Effectivement, les temps changent et les hommes s'affichent également nus sur les calendriers. Il ne faut plus donc qu'ils se laissent aller au niveau esthétique. Sous le regard des femmes, le corps masculin va devoir correspondre à des canons esthétiques plus ou moins stricts. « Ligne-en-Ligne.com[119] » va donc leur donner quelques conseils clés pour les sortir de leur embonpoint.

Maintenant, il va falloir qu'ils se mobilisent, car selon le site « ligne-en-ligne.com » « L'alimentation des hommes est notoirement plus déséquilibrée que celle des femmes. Les goûts masculins sont en général simples : ils se portent sur ce qui est calorique, gras et sucré[120]. » Le tableau peint affiche donc tous les défauts alimentaires d'aujourd'hui. Les hommes, d'après cet article, mangent trop de calories, trop de graisses et trop de sucres. L'affirmation est gratuite et non démontrée.

L'alimentation des hommes est indiscutablement simplifiée.

Ces derniers vont-ils réagir face à cette proposition de régime pour leur ligne esthétique ? Le seul qui ait commenté cet article ne défend pas le régime amaigrissant pour les hommes et n'abonde pas dans le sens où le site « ligne-en-ligne.com » l'aurait souhaité. Voici ce que nous dit un commentateur à propos de cet article sur le régime amaigrissant pour les hommes. Le commentaire de Jaycee sur cet article est daté du 10-06-2009 :

> *C'est marrant comment les femmes peuvent se plaindre du sexisme alors que la réciproque est on ne peut plus vraie. L'article s'adresse à une femme pour mettre son homme au régime, il ne viendra jamais à l'idée de certains qu'un*

---

[119] Http://www.ligne-en-ligne.com/articles/maigrir-masculin.html, consulté le 25 mai 2009.

[120] Écrit « ligne-en-ligne.com », dans une *newsletter* du 25 mai 2009 qui nous est adressée.

homme puisse faire une démarche volontaire pour se renseigner sur le sujet.

Ce que nous voyons pointer aujourd'hui néanmoins, c'est un glissement du regard de la société posé sur le corps féminin vers le corps masculin. Cependant, nous sommes loin encore du battage médiatique que les femmes en France subissent depuis de nombreuses années. Parce que dans les *newsletters* destinées aux femmes, ce sont tous les partenaires – y compris Marionnaud qui titre « Cap sur la minceur » dans sa *newsletter* du 2 avril 2009 et propose des crèmes pour assouvir la minçophilie féminine.

Et les « 3 Suisses » eux aussi remettent l'accent sur « Maigrir » avec un courriel par internet du 4 avril 2009 sur le sujet : – 6 kg pour le printemps et aussi créez la nouvelle collection ! Avec « 3 Suisses » couture… ce qui est intéressant, c'est que des sites *a priori* non relatifs à la diététique et l'alimentation comme les 3 Suisses s'emparent de cette question, comme nous le voyons avec la photo des 3 Suisses.

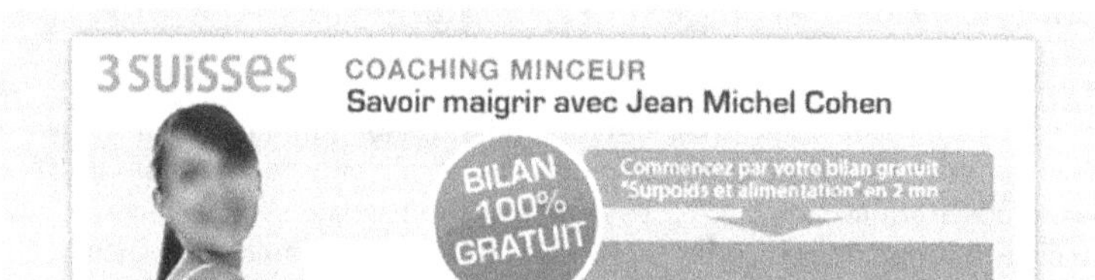

Les 3 Suisses appuient la campagne médiatique d'amaigrissement.

Et non, en 2010 les hommes ne sont pas inondés de remarques, d'informations et communications sur la nécessité de maigrir, ce qui n'est pas le cas des animaux de compagnie comme les chats[121]. En 2020 les sites sur maigrir pour les hommes sont plus développés au niveau des articles que 10 ans auparavant.

Est-ce que le corps des hommes subit une influence sociale forte aujourd'hui avec un carcan moral ? D'après un article publié par Marion Braizaz en 2017, les hommes subissent une influence esthétique de leur femme. Elle est leur référent esthétique. Si donc la société classe les personnes en surpoids ou obèses ou avec des poignées d'amour, cet ordre esthétique valorisé s'applique autant à la femme qu'à l'homme.

4.6. Des outils médicaux au service de l'information sociale

Naviguant sur Internet, nous rencontrons cette utilisation de l'indice médical, l'IMC[122], à des fins sociales. Si à ce jour nous écoutons de nombreux discours sur la médicalisation de l'alimentation, il est important de reconnaître qu'elle s'inscrit dans une médicalisation sociale globale. Comme nous l'avons exposé, certains sites sont plus fré-

[121] Le 1er avril 2009, la lettre d'information d'« aujourd'hui.com » présentait : « Un nouveau régime amincissant pour les chats, le quizz de la patate, le Top des produits minceur ». Avec des photos spectaculaires pour montrer les 10 chats qui ont maigri le plus ! « Prosper, Mistigri, Grominou et les autres… Ils ont tous suivi le régime spécial chat d' « aujourd'hui.com » à base de croquettes protéinées… »

[122] IMC est une norme médicale : en 1995, les courbes d'IMC entrent dans le carnet de santé des enfants en France. En 1998, l'OMS décide d'utiliser cette référence mondiale pour lutter contre l'obésité dans le monde. En 2003, en France une diffusion des disques d'IMC dans le cadre du programme national Nutrition et santé est lancée. Actuellement dans la CEE, il est défini comme suit : pour les adultes âgés de plus de 20 ans, l'IMC correspond à différentes catégories. Ces données sont disponibles sur :
http://www.euro.who.int/nutrition. Consulté en janvier 2008.

quentés par les femmes que par les hommes. Nous avons ainsi recherché sur les sites féminins comment cet IMC était illustré. Notre question de départ était l'IMC ; est-il un indice médical qui dérive vers une norme esthétique sociale ? Cette déviation des normes médicales et l'utilisation sociale des outils anthropométriques comme l'IMC à des fins esthétiques nous sont apparues très clairement au travers des sites Internet pour les femmes. L'IMC est détourné pour guider vers un modèle alimentaire toujours « sain », qui tient absolument à faire maigrir ou mincir les femmes et même, dorénavant, les hommes. Les informations sur la santé glissent vers des messages sur la beauté.

Nous sommes ici dans le domaine des représentations alimentaires, avec des dispositifs pour nous faire croire que manger pour mincir chez la femme, et sans doute chez l'homme aussi, va conduire à la construction d'un corps durable qui sera toujours jeune, beau, musclé, en pleine santé.

Internet[123], qui peut-être conçu comme un outil d'apprentissage[124], est utilisé ainsi comme outil commercial.

Dans les questions de santé publique, les médias jouent un rôle. Nous l'avons constaté avec les messages publicitaires du PNNS. Internet est aussi présent, car des sites comme « PNNS », « INPES » ou « sante.gouv » ont été mentionnés par notre population, lors de notre enquête par questionnaire.

Ce rôle des médias dans la santé publique est évoqué par Jean-Daniel Flaysakier[125] dans un article où il explique

[123] Aujourd'hui, c'est le réseau qui se développe le plus rapidement (Gifford, 1999).

[124] Il est largement utilisé dans l'enseignement numérique à distance.

que les pressions marketing sont présentes chez les journalistes, y compris quand il s'agit de santé publique. Face à des institutions ou des organismes officiels qui ne communiquent pas, les journalistes sont selon lui face à une « carence (qui) pousse les médias dans les bras de l'industrie pharmaceutique. » (Flaysakier, 1998)

Cette remarque émanant de Jean-Daniel Flaysakier, journaliste très médiatique, pose question. Elle est d'autant plus troublante que lors de notre analyse sur Internet des principaux sites visités, c'est à l'évidence vers des choix commerciaux que nous guidait l'information dite bénéfique pour notre santé.

Le régime alimentaire révèle une volonté de fabriquer son corps et manger est une intention corporelle de l'être. Notre analyse part de l'indice anthropométrique qu'est l'IMC, norme médicale qui dérive, sur les sites Internet, vers une norme esthétique sociale. Nous soulignons tout d'abord que manger « une alimentation saine » sert à construire un corps féminin ou masculin selon les aliments incorporés. Nous découvrons ensuite que la performance physique d'une femme entre 20 et 40 ans se voit dans sa minceur, ses gros seins, ses fesses musclées et son corps bronzé, normes exo-prescriptives qu'elle incorpore. Pour parvenir à cet idéal corporel, ses aliments allègent son corps, font grossir ses seins et musclent ses fessiers.

Au sujet des hommes, l'idéal corporel masculin du XXIe siècle rejoint celui du corps de Schwarzenegger avec le cerveau d'Einstein. Par conséquent, sur Internet aujourd'hui, les consultants internautes masculins peuvent

---

[125] Jean-Daniel Flaysakier est un médecin et journaliste français, spécialiste « santé-médecine » à la rédaction de la chaîne de télévision France 2.

apprendre un programme alimentaire qui sert à la fabrication de leurs muscles et de leur cerveau.

Nous mettons à jour que les risques alimentaires en France contemporaine sont nutritionnels et ils font naître des peurs alimentaires, voire des « maladies nutritionnelles » chez l'homme normal.

Chemin faisant, nous avons remarqué également qu'il existe des résistants involontaires ou volontaires aux normes sociales actuelles sur « l'alimentation saine » et que si d'autres transgressent les règles sur l'alimentation santé, certains s'y conforment.

Dans leur acceptation ou leur refus de la norme sociale de « l'alimentation saine », la mère, la famille, les recettes culinaires, les revenus influencent les sujets.

En définitive, les informations et communications sur « l'alimentation saine » peuvent être un levier pour la manipulation des sujets et révèlent des logiques d'acteurs. Nous voyons que les outils biomédicaux servent une esthétique sociale et relient une image de la santé en lien avec une représentation corporelle actuelle de la beauté.

La masse d'informations sur « l'alimentation saine » s'accroît de jour en jour. Respecte-t-on les contenus pour autant ? Les croyances circulent.

Nous insisterons ici sur l'importance de l'esprit critique, de la conséquence de cette éducation à l'alimentation, car ces informations sont des interprétations de données. Ces informations sont des concepts clefs à mobiliser. Elles sont surabondantes et lorsqu'elles sont mises en contexte, elles participent à la constitution de nos connaissances sur « l'alimentation saine ». Les êtres humains devraient douter de la véracité des messages alimentaires se réclamant d'un ordre sanitaire univoque. Cet ordre univoque peut-il exister, au regard de toutes les définitions sur « l'alimentation saine » que nous rencontrons en France aujourd'hui ?

Les perceptions sur les risques alimentaires sont différentes d'une personne à une autre, en conséquence des informations sur « manger pour sa santé » sont retenues selon l'importance accordée à ces risques encourus.

Ce sont également, nous l'avons vu, les émotions qui influencent la réception des informations sur l'alimentation. Les représentations sur les fruits et légumes, ce groupe alimentaire sain, étaient, chez nos interviewés touchés par la maladie de Crohn, à l'opposé d'une alimentation bénéfique à leur santé. Ce qui renforce l'idée d'adapter le discours à des groupes spécifiques selon leur histoire alimentaire.

Nous avons rencontré des situations où les sources d'information n'étaient pas crédibles et des moments d'incompréhension ou d'absence de communication chez nos mangeurs interviewés. Ils n'ont pas été influencés par des informations et des communications sur « l'alimentation saine » par le PNNS.

Nous avons été confrontée à une information décalée : des croyances. La qualité alimentaire passe avant tout par « manger à sa faim » et les apports de fruits et légumes sont véritablement secondaires face à la question de la survie alimentaire, même si cela reste un « idéal » à atteindre.

Finalement, l'information dépend de l'histoire des acteurs et se découvre dans de multiples supports. Notre population vivant en France se situe dans un réseau social composé de groupes très différents.

Nous avons écouté ici les interviewés dans leur écosystème avec leurs relations sociales. Cet ensemble de relations est bâti autour de la communication (langage, écrit, image), de l'ouverture qui est donnée par la culture du partage en commun ou du refus de ce partage, mais aussi de ce système de relations construit autour des échanges hiérarchiques et de l'économique avec les biens et les services.

Durant nos entretiens, les échanges sont aussi informels sur « l'alimentation saine ». Les messages circulent et des personnes différentes comme les amis, les parents éloignés participent aux histoires et aux constructions alimentaires.

Les médias ne sont évidemment pas les seuls décideurs de la santé dans l'assiette, même s'ils accentuent l'importance de cet objet !

Il existe des groupes de personnes aux compétences multiples (les médecins, les professeurs…) qui participent à la construction des savoirs sur l'alimentation saine, mais il y a aussi des conditions favorables à l'alimentation santé (les revenus par exemple). Il semble également que même si nous sommes influencés par les médias comme Internet, de manière interactive nous les manipulons également.

La question reste entière : comment saisir ces échanges sociaux[126] qui participent aux expériences alimentaires de l'homme ? L'émotion est présente lors des entretiens et manger est plus qu'une simple expérience corporelle. Manger, c'est s'humaniser, c'est « être » dans le sens d'exister. Les personnes atteintes de la maladie de Crohn ne peuvent pas biologiquement détecter les aliments qui

[126] Ici nous entendons échanges sociaux d'une manière très large : c'est de l'information et de la communication, verbales et non verbales. C'est dans le sens où « tout est langage » comme l'écrit Dolto.

pourraient être responsables de leurs maux, certains ont un répertoire restrictif ou non, acquis depuis leur naissance. Il en est de même pour les personnes obèses ou encore celles présentant des troubles dits du comportement alimentaire[127] que nous avons rencontrées. L'espèce humaine n'est pas biologiquement équipée pour déterminer les aliments toxiques ou sains pour elle (Paul-Lévy, 1997).

C'est donc les savoirs acquis par les expériences humaines et transmis par l'environnement social qui guident les actes alimentaires de l'homme. C'est l'univers culturel qui dicte et répond à la question centrale :

« To eat or not to eat? » pour être ou ne pas être.

Les aliments sont durant nos entretiens des transmetteurs : des messages visuels, tactiles, olfactifs, acoustiques, gustatifs de l'identité et de la mémoire des hommes et :

> Nous sommes presque totalement inconscients de nos besoins nutritionnels. Nous ne nous mettons pas à table pour refaire des réserves épuisées ; il nous suffirait alors de manger toutes les trois semaines pour l'homme, et toutes les six semaines pour la femme. Nous nous mettons à table et nous choisissons nos aliments, poussés par des motivations psychosensorielles et symboliques qui ne sont reliées aux motivations biochimiques que par tout ce que nous sommes. (Trémolières, 1969)

La connaissance de notre alimentation saine n'est ni achevée ni tout à fait finie – Achevée, nous nous y ennuierions, scientifiques comblés, blasés au centre d'un savoir exhaustif, mais l'état de chantier de notre recherche nous invite à poursuivre notre route.

---

[127] Et aussi pour les personnes dites bien portantes ou supposées telles.

La transmission des savoirs scientifiques sur notre alimentation humaine reste une clef de voûte du devenir de notre société humaine.

BIBLIOGRAPHIE

Fischler C., « Le dégoût : Un phénomène bio-culturel », *Cah. Nut. Diét*, 1989, vol. XXIV, 5, pp. 381-384.

Fleury L., *Sociologie de la culture et des pratiques culturelles*, Ed. Colin, Coll. 128, 2006, 1 vol. 127 p.

Guillebaud J.-C., *Tyrannie des plaisirs*, Paris, Seuil, 1998, 391 p.

Hubert A. (sous la dir. de), *Corps de femmes sous influence : questionner les normes*, actes du symposium organisé par l'Observatoire Cidil des habitudes alimentaires, le 4 novembre 2003, Palais de la Découverte, Paris, OCHA, Coll. Les cahiers de l'OCHA N° 10, 2004, 141 p.

Lalhou S., *La construction de l'identité alimentaire, Des aliments et des hommes,* Colloque de l'IFN, 8 au 9 décembre 2004, 165 p.

Le Breton D., *La saveur du monde, une anthropologie des sens*, Paris, Métaillé, 2006, 1 vol. 451 p.

Masdoua V., *La boulimie, Le dictionnaire du corps*, Andrieu B., Boëtsch G. (sous la dir. de), Paris : CNRS, 2008, 1 vol. VIII-369 p.

Mauss M., *Sociologies et Anthropologies*, 1re Ed. 1950, Paris : 11e éd. PUF, Coll. Quadrige, 2004, 1 vol. LII-482 p.

Monroy M., *La société défensive*, Paris, PUF, 2003, 1 vol. 170 p.

Onfray M., *Le ventre des philosophes*, Paris, B. Grasset, 1989, 182 p.

Paul-Lévy F., « Toxiques, épistémologisons, épistémologisons, il en restera toujours quelque chose », dans *Pratiques alimentaires et identités culturelles*, Poulain J.-P. (sous la dir. de), Les études vietnamiennes, n° 3-4, 1997, 1 Vol. 622 p.

Paul-Lévy F., *Manger c'est penser*, Texte non publié, communication personnelle de l'auteure.

Poulain J.-P., *Sociologies de l'alimentation*, Paris, PUF, 2002, 286 p.

Poulain J.-P. et Corbeau J.-P., *Penser l'alimentation : entre imaginaire et rationalité*, Toulouse, Privat, 2002, 1 vol.209 p.

Razac O., *La Grande Santé*, Paris, Climats, 2006, 309 p.

Tammam D., *La douleur, de la phénoménologie à la clinique*, Marseille, Solal, 2007, 1 vol. 79 p.

Tavoillot P. H., *La société parano*, message du 23 septembre 2008, archives du blog, année 2008. Disponible sur : http://collegedephilosophie.blogspot.com/ (Consulté le 3.09. 2009)

ANNEXE

Caractéristiques	CAS	TÉMOINS
SEXE		
Femmes	28	28
Hommes	30	30
ÂGE AU DIAGNOSTIC (ans)		
18 à 27 ans	36	29
28 à 38 ans	22	29
RÉSIDENCE		
Zone de recrutement Sud-Ouest	29	29
Zone de recrutement Nord-Est	29	29
EMPLOI OCCUPÉ (Effectif)		
Recherche d'emploi	9	3
Étudiant ou lycéen	11	19
Employé	15	14
Profession intermédiaire	10	12
Cadre, profession intellectuelle	10	4
Artisan, commerçant	3	3
Agriculteur	0	1
Ouvrier	0	2
NIVEAU D'ÉTUDES		
CAP/BEP	18	7
BAC à BAC + 3	31	39
BAC + 4 à BAC ≥ 5	9	12

PRATIQUE DES ACTIVITÉS PHYSIQUES ET SPORTIVES		
1 heure/semaine	5	6
2 heures/semaine	7	8
2 à 5 heures/semaine	7	6
> 5 heures/semaine	1	11
< 1 heure/semaine	4	5
Aucune	33	22
Non-réponse	1	0
HABITATION		
Rurale	20	17
Périurbaine	18	15
Urbaine	20	25
INDICE de MASSE CORPORELLE moyen (kg/m^2)		
Population du Sud-Ouest	20,74	21,9
Population du Nord-Est	22,18	24,7
SITUATION FAMILIALE (en pourcentage)		
Marié	21 %	31 %
Célibataire	58 %	38 %
Concubinage	21 %	31 %

TABLE DES MATIÈRES

Structures éditoriales du groupe L'Harmattan

L'Harmattan Italie
Via degli Artisti, 15
10124 Torino
harmattan.italia@gmail.com

L'Harmattan Hongrie
Kossuth l. u. 14-16.
1053 Budapest
harmattan@harmattan.hu

L'Harmattan Sénégal
10 VDN en face Mermoz
BP 45034 Dakar-Fann
senharmattan@gmail.com

L'Harmattan Cameroun
TSINGA/FECAFOOT
BP 11486 Yaoundé
inkoukam@gmail.com

L'Harmattan Burkina Faso
Achille Somé – tengnule@hotmail.fr

L'Harmattan Guinée
Almamya, rue KA 028 OKB Agency
BP 3470 Conakry
harmattanguinee@yahoo.fr

L'Harmattan RDC
185, avenue Nyangwe
Commune de Lingwala – Kinshasa
matangilamusadila@yahoo.fr

L'Harmattan Congo
67, boulevard Denis-Sassou-N'Guesso
BP 2874 Brazzaville
harmattan.congo@yahoo.fr

L'Harmattan Mali
ACI 2000 - Immeuble Mgr Jean Marie Cisse
Bureau 10
BP 145 Bamako-Mali
mali@harmattan.fr

L'Harmattan Togo
Djidjole – Lomé
Maison Amela
face EPP BATOME
ddamela@aol.com

L'Harmattan Côte d'Ivoire
Résidence Karl – Cité des Arts
Abidjan-Cocody
03 BP 1588 Abidjan
espace_harmattan.ci@hotmail.fr

Nos librairies en France

Librairie internationale
16, rue des Écoles
75005 Paris
librairie.internationale@harmattan.fr
01 40 46 79 11
www.librairieharmattan.com

Librairie des savoirs
21, rue des Écoles
75005 Paris
librairie.sh@harmattan.fr
01 46 34 13 71
www.librairieharmattansh.com

Librairie Le Lucernaire
53, rue Notre-Dame-des-Champs
75006 Paris
librairie@lucernaire.fr
01 42 22 67 13